NUTRICIÓN DEPORTIVA

Autor: Adolfo Pérez Agustí
Diplomado como Monitor deportivo
Cinturón negro en Kenpo-Karate, Kung-fú y
Ninjutsu

Edita: Ediciones Masters

www.edicionesmasters.com
edicionesmasters@gmail.com

ÍNDICE

NUTRICIÓN DEPORTIVA

Objetivos de la lección

Los alimentos constituyen un papel aún más decisivo en el rendimiento deportivo que el mismo entrenamiento, aunque no se le otorga todavía la importancia que tiene.

De los alimentos sacamos la energía, la restauración muscular y ósea, la resistencia y hasta la agilidad mental para efectuar movimientos complejos. Por ello, en esta lección describimos todos los secretos para lograr una alimentación adecuada a cada deporte y persona, evitando dar recomendaciones genéricas.

Hay una alimentación adecuada para las fases de entrenamiento, otra para la competición y, por supuesto, también para las fases de descanso y ausencia de ejercicio. También existen enormes diferencias en cuanto a las necesidades según sea el deporte practicado, la edad, y la propia condición física.

Por desgracia, hoy en día todavía es habitual que se confunda la buena alimentación con la comida sabrosa, y por ello es frecuente que los mejores deportistas acudan a comer a restaurantes de lujo, en la creencia de que detrás del alto precio está también la buena nutrición.

1.1 CÓMO SE PRODUCE LA ENERGÍA

Para producirse energía hay tres tipos de reacciones químicas básicas: las que necesitan la entrada de una energía exterior, como pueden ser los alimentos; las que liberan energía hacia fuera y las que ni liberan ni consumen energía.

Para que el cuerpo humano no se autodestruya o se consuma rápidamente, se necesita que la liberación de la energía se realice de forma gradual y que ésta sea liberada en pequeñas dosis.

La producción constante de calor mantiene la temperatura estable en los animales de sangre caliente y es indispensable para su supervivencia. Si por causas externas (frío o calores intensos), el termostato interno no puede estabilizar la temperatura, se trastornarían las reacciones enzimáticas más delicadas y la vida misma estaría en peligro Esto hay que tenerlo muy en cuenta a la hora de hacer deporte, ya que son numerosos los deportistas que mueren a los pocos días de hacer un ejercicio intenso en un medio hostil.

Ejemplos de ello los tenemos en los siguientes casos:

• Realizar un ejercicio sin haber comido lo suficiente y con anterioridad. Esto suele ser normal en personas sometidas a regímenes de adelgazamiento y que realizan también una actividad física moderada-alta.

• Realizar esfuerzos en lugares muy fríos y con escasas prendas de abrigo. En estos casos el cuerpo humano hace un esfuerzo enorme para mantenerse caliente, lo que apenas consigue, ya que parte de la energía se debe emplear en mantener los músculos activos. Las travesías a nado en aguas heladas son, por tanto, un peligro y un atentado contra la salud, aunque muchas personas les terminen aparentemente sin problemas.

• Realizar esfuerzos en clima muy cálido y con prendas que provoquen sudor extra. Esto mismo es aplicable a realizar ejercicio con fuerte sol.

• Realizar esfuerzos sin sustituir periódicamente la cantidad de líquidos perdidos. Hay que tener en cuenta que el sudor es el mejor medio con que contamos para evacuar el calor, pero si no hay agua suficiente no hay sudor.

Una gran parte de la energía química almacenada en los alimentos y liberada posteriormente lo hace en su totalidad, contribuyendo así al movimiento molecular y a la producción de calor. Esta producción continua de calor mantiene la temperatura corporal constante y con ello la salud.

Los regímenes hipocalóricos, por tanto, pueden ser un atentado a la salud, mucho más en épocas frías en las cuales es más difícil el mantenimiento de la temperatura corporal. En épocas de calor bastará con mantener una ingesta pobre en calorías, pero rica en agua y sales minerales.

Factores energéticos

Una gran parte de la energía corporal nunca aparece como calor, ya que se transforma directamente en el trabajo de los músculos y en la reconstrucción o en el funcionamiento del sistema nervioso.

Los fosfatos son uno de los eslabones más importantes para la producción de energía. Las sales inorgánicas del ácido fosfórico se utilizan en la industria para producir calor mediante la pólvora y el ácido fosfórico orgánico corporal es utilizado para producir energía a nuestro organismo. Mediante la participación de la glucosa se forma el UDPG y otros enlaces energéticos importantes, todos ricos en fosfatos.

El músculo y el nervio son tejidos conductores muy contráctiles, los cuales pueden responder rápidamente a cualquier requerimiento. En la medida en que la energía alimentaria está disponible, así será de rápida y eficaz la transmisión de la energía, siempre y cuando dispongamos de suficiente cantidad de creatina. También es importante saber que la proteína denominada actomiosina se encuentra principalmente en las fibrillas del músculo, y de esta molécula depende la velocidad de contracción del músculo. El magnesio y el ATP también juegan aquí una importante misión, pero mientras que la cantidad de magnesio depende exclusivamente de nuestra alimentación, las moléculas de ATP se reemplazan continuamente unas a otras.

Gracias al ATP (adenosín trifosfato), la energía puede ser utilizada por cualquier parte de nuestro cuerpo y esto nos permite mantenernos con vida. La producción de ATP es constante y la mayoría de las veces sin que seamos conscientes de ello, ya que se libera incluso cuando dormimos. Por desgracia, los intentos de suministrar ATP extra para aumentar nuestra energía no han dado resultado alguno, quizá porque nuestro cuerpo produce kilos de ATP durante el día y los preparados comerciales apenas nos suministran algunos gramos.

Cómo medimos las calorías

Una caloría es la cantidad de calor requerido para elevar un grado de temperatura un centímetro cúbico de agua, aunque para medir la energía del cuerpo humano se utiliza la caloría grande (C), equivalente a mil calorías pequeñas.

No es casual que tanto la alimentación como el trabajo corporal se midan en calorías, ya que mediante ellas sabemos ciertamente la eficacia del cuerpo humano. El aparato más utilizado es el calorímetro y en él vemos la energía disponible, que por supuesto es muy inferior a la producida en nuestro interior. Este método no se utiliza apenas en el ser humano, utilizándose otra medida más indirecta para medir el consumo de oxígeno.

El método indirecto consiste en averiguar el consumo de proteínas, algo muy sencillo si tenemos en cuenta que no se consumen totalmente. Sabiendo que la proteína está compuesta de aminoácidos y éstos de nitrógeno, el cual se excreta por orina en forma de urea, se recoge el nitrógeno no proteico y se multiplica por 6,25, y así sabemos la proteína desintegrada.

De este modo averiguamos la cantidad de oxígeno necesario para consumir las proteínas, siendo el resto lo que se utiliza para la combustión de grasas e hidratos de carbono.

Mientras que los hidratos de carbono rinden 4,0 calorías por gramo, las grasas rinden 9,0 calorías, quizá porque cada molécula de los hidratos de carbono está ya parcialmente oxidada. Como contienen bastante oxígeno habrán de combinarse con la totalidad de su hidrógeno y por este motivo no pueden captar tanto oxígeno ni rendir tanta energía como el mismo peso en grasa, la cual contiene poco oxígeno. Por el contrario, la energía procedente de los hidratos de carbono es más fácil de utilizar y mucho más rápida. Una prueba de ello lo tenemos en los combustibles de automóvil, los cuales pierden su eficacia cuando contienen partículas grasas.

El termostato humano

Como ya hemos dicho antes, las calorías disponibles se deben utilizar para mantener primero las necesidades vitales de nuestro organismo (necesidades basales), después las exigencias corporales y posteriormente el mantenimiento constante de la temperatura. Un aumento ligero de nuestra temperatura corporal, superior a los 37° e inferior a los 38°, nos proporciona energía extra, aunque las reservas se agotan pronto. Sin embargo, una disminución de la temperatura, menos de 36°, dará como resultado un individuo débil y por debajo de 34° existe peligro de muerte. Dependiendo de la edad, el tamaño corporal, el peso, el sexo, el calor ambiental, la humedad y la actividad física, así será de fácil o difícil mantener las calorías necesarias.

> Es importante insistir en que los deportistas siempre están muy al límite de su equilibrio corporal, y si se juntan diversos factores negativos (mala alimentación, frío intenso, alta humedad o enfermedades), el riesgo de caer enfermo es muy serio.

En tiempo frío, la mejor manera de mantener la producción de calor es mediante las contracciones o movimientos musculares. Las tiritonas y la "piel de gallina" serían la señal de alarma a tener en cuenta, pues son los primeros movimientos involuntarios para generar calor. Los temblores se producen en las fibrillas musculares y esto hace que aumente el metabolismo. Así mismo, es normal que se hagan otros movimientos voluntarios para entrar en calor, como son patear el suelo, darse golpes con las manos en los hombros o frotarse las manos.

La evacuación del calor, sin embargo, es más complicada, ya que depende casi exclusivamente de la piel. Además del sudor, la piel puede eliminar calor por simple conducción siempre y cuando la temperatura externa sea inferior a la interna. En la medida en que el tiempo sea seco así será más fácil eliminar el sudor, el cual se evaporará rápidamente. Este hecho pone en entredicho la costumbre de muchos deportistas de hacer deporte al aire libre sin apenas ropa. La acción del sol directamente sobre la piel, si bien parece ser beneficiosa al notarse menos sudor (en realidad se suda más, pero se evapora antes), pone la capa externa de la piel más caliente que el interior y así aumenta también el calor.

Los vasos sanguíneos también contribuyen a la eliminación o producción de calor, ya que se contraen disminuyendo su caudal en épocas frías y se dilatan en épocas de calor. En tiempo frío lo que se consigue es que haya menos sangre en el exterior, permaneciendo así más cantidad en el interior a la temperatura del cuerpo humano, y cuando hace calor aumenta más la cantidad de sangre externa para que se enfríe. Por encima de los 37° externos, el mecanismo de regulación es muy delicado y son normales los sincopes entre deportistas. No es aconsejable, por tanto, realizar deporte al aire libre por encima de esas temperaturas, mucho menos en ambientes húmedos como los de la costa.

Los deportes en grupo pueden ser sumamente perjudiciales para muchas personas, ya que cada individuo es diferente a otro y en situaciones críticas de temperatura externa pueden ocurrir con frecuencia desgracias en aquellos individuos menos dotados físicamente. Esta capacidad de acomodarse a la temperatura externa no tiene nada que ver con la capacidad muscular o la fortaleza. En reposo, no parece haber problemas de regulación de la temperatura.

Energía y reconstrucción

Además de las necesidades de nuestro metabolismo basal y las propias de nuestra actividad física, existe otro gasto energético tan importante como los anteriores: la reconstrucción del cuerpo mismo. Aunque esta reconstrucción es intensa en la niñez y la juventud, continúa durante toda nuestra vida para reparar tejidos dañados y sustituir las células que van muriendo. En un deportista hay que añadir el desgaste acelerado que existe en todo su cuerpo y el mismo aumento del rendimiento muscular. No hay que olvidar que en la fase de descanso es cuando un deportista aumenta su capacidad física, implicando esto necesidades calóricas nuevas. Un deportista, insisto, que no coma lo suficiente o que limite la ingesta de calorías, es un enfermo a corto plazo.

Lo mismo que las calorías son imprescindibles para el aporte energético, las proteínas lo son en la fase de recuperación o restauración. Una célula está compuesta en un 70 por 100 de agua, 3 por 100 de grasa, 0,5 por 100 de glucógeno y un 15 por 100 de proteínas, además de vitaminas, minerales, enzimas, etc. Las proteínas serían el componente esencial en la fase de restauración. En los jóvenes, la ingestión adecuada de proteínas se nota no en el peso (el cual está influido por las grasas o el agua), sino por el aumento en la estatura. Los jóvenes, por tanto, son los individuos que más cantidad de proteínas necesitan, aunque inferior a los niños pequeños y los bebés. Ahora bien, no hay que olvidar que para que se metabolicen y aprovechen las proteínas ingeridas se necesitan las calorías que proporcionan los hidratos de carbono. En el caso de no suministrarse hidratos de carbono suficientes, las proteínas pasarían a formar parte del metabolismo energético y se perdería masa muscular.

El crecimiento

El crecimiento implica que se alarguen y engrosen prácticamente todos los huesos, en especial los de las extremidades y la columna vertebral.

Para el proceso de osificación se necesitan cantidades adecuadas de vitamina D, fosfato cálcico, flúor y sílice. Antes de que finalice la calcificación de un hueso tiene que crecer el cartílago, el cual posteriormente se calcificará primero en las zonas medias y cerca de los extremos. Las zonas llamadas epífisis son susceptibles de alargarse, permitiendo el aumento del hueso, y no se calcificarán del todo hasta no llegar a la edad adulta. Los suplementos continuados de calcio o vitamina D, por tanto, no se deben aplicar en niños, salvo enfermedades carenciales específicas. Quizá ahí esté el secreto del porqué los españoles de la posguerra tienen una estatura pequeña. A la mala alimentación había que añadir los suplementos de calcio que se daban a los niños. Este calcio extra producía la calcificación prematura de los huesos y el cese del crecimiento.

La síntesis de las proteínas también es decisiva para el crecimiento y ésta está regulada por el lóbulo posterior de la hipófisis mediante la hormona Somatotropa, ayudada a su vez por el tiroides y la producción de insulina. Cualquier anomalía en estas dos últimas glándulas -tiroides o páncreas- conducirá a un crecimiento final menor.

Dosis adecuadas de yodo orgánico, cinc, cromo, y una buena alimentación natural, asegurarán que todo el conjunto hormonal funcione perfectamente y el crecimiento se realice con facilidad.

Para contrarrestar cualquier exceso en la producción de hormonas del crecimiento (lo que daría lugar a la acromegalia) intervienen las hormonas esteroides de la corteza suprarrenal y, finalmente, las sexuales. Aunque mediante su intervención el crecimiento se afianza, aumentan la calcificación de los huesos y cuando esto ocurre el crecimiento está a punto de finalizar. Una madurez sexual en la niñez provocará un individuo final bajo.

Con el paso de los años, el hueso pierde fosfato cálcico mientras que un nuevo calcio entra a formar parte; así se realiza una renovación constante del mineral y el hueso conserva cierta elasticidad.

Al llegar a la vejez el hueso sigue perdiendo mineral, pero parece que no dispone de una "memoria" que le haga atraer nuevo calcio. Suplementos extras de calcio no dan apenas resultado, ya que el hueso no es capaz de atraerlo hacia sí. Se necesitará cierta actividad física, suplementos de flúor, sílice, magnesio, fósforo, proteínas y calcio, si se quiere conseguir un aporte adecuado en el hueso.

Atrofia muscular

La falta de desarrollo o encogimiento de tejidos (las arrugas son una muestra de ello) se debe principalmente a dos causas principales: una, que la alimentación sea inadecuada en calorías o en su contenido del resto de los nutrientes; otra, a una falta de circulación sanguínea, la cual provoca una disminución en el aporte de oxígeno, así como en materiales nutritivos.

Estos factores inciden en que un tejido, en este caso un músculo, se atrofie y no gane volumen o aumente su fortaleza. Al principio solamente se produce una retracción de los tejidos, pero posteriormente aparece la destrucción celular. Llegado a este punto (como ocurre en las inmovilizaciones por escayola), las posibilidades de recuperación total son casi imposibles.

Aunque la atrofia se nota principalmente en los músculos (mucho antes otros órganos se quedan afectados, principalmente los ganglios linfáticos y el bazo), posteriormente se afectan el hígado, los riñones, los músculos y el corazón. El tejido nervioso y el cerebro son los menos afectados por la atrofia y una prueba de ello son los genios que se han gestado en las cárceles o campos de concentración.

Es importante insistir de nuevo en que privar al organismo de calorías y nutrientes durante varias semanas es sumamente peligroso para la salud. De igual manera, la inmovilización de un órgano durante más de cinco días produce el comienzo de la atrofia. Lo que quizá poca gente sabe es que, además de los músculos, se puede atrofiar un órgano vital a causa de ciertos medicamentos de uso común.

Los corticoides, bien sea administrados en pastillas, inyecciones intramusculares, infiltraciones o pomadas (todas las formas pasan a sangre igualmente), provocan un efecto catabólico y un cese de la función suprarrenal. El organismo es engañado y las glándulas suprarrenales dejan de producir sus propios corticoides, ya que se percata de que hay cantidad suficiente en sangre. Cuando la glándula debe volver a funcionar lo hace con bastante dificultad (estaba dormida) e incluso puede que haya entrado en cierto grado de atrofia a causa de su inactividad. Al nivel de tejidos, la atrofia comienza a establecerse desde el mismo momento en que se administran.

Otras atrofias se suelen dar al administrar extractos hepáticos (el hígado cesa parcialmente en sus funciones), tomar anabolizantes (frenan la función testicular), o también hormonas tiroideas, las cuales tienen un efecto catabólico y destructor importante, aunque quizá este efecto sea necesario en obesidades endocrinas.

Corazón y cerebro

Nadie duda ya que éstas son las dos partes más importantes de nuestro cuerpo, pero pocas personas se acuerdan ya de que su buen funcionamiento depende esencialmente de la cantidad de glucosa que exista en la sangre. La supresión de los hidratos de carbono o de todos los azúcares -práctica muy extendida entre la población- conduce a enfermedades serias en estos órganos.

El cerebro carece de una zona donde almacenar glucosa y depende, por tanto, del aporte cotidiano de ella. Su metabolismo y sus necesidades energéticas necesitan imperiosamente de la glucosa y un descenso del nivel de azúcar en la sangre produce hipoglucemia, la cual genera una disminución del oxígeno en las células nerviosas. Esto provoca inmediatamente una sensación de gran irritabilidad, palidez, sudores fríos, contracciones e incluso convulsiones, apareciendo posteriormente la pérdida de conciencia y el coma. Estas situaciones son bastante habituales en deportistas mal informados que han disminuido de peso para competir en una categoría inferior, unos días antes de la prueba deportiva. El peligro mayor es cuando la hipoglucemia aparece durante la misma prueba deportiva, ya que el deportista no está dispuesto a abandonar y piensa que es un mal pasajero. De no administrar algún tipo de azúcar se verá afectada la respiración e incluso puede morir el individuo.

El corazón, sin embargo, puede soportar mejor la falta de glucosa, ya que es capaz de sacarla de los ácidos grasos. Además, el músculo cardíaco suele disponer de una buena reserva de glucógeno para casos de emergencia. La carencia de vitamina B-1, ligada al metabolismo de la glucosa, produce síntomas similares a la carencia de glucosa, aunque en este caso es el corazón quien más sufre. Hay arritmias, edemas del músculo cardíaco, anginas de pecho, neuralgias y pérdidas de iniciativa.

Otras partes corporales

Los músculos voluntarios, aquellos que movemos en el deporte, pueden obtener su energía a partir de sus propias reservas de glucógeno (aunque éstas se agotan si realizamos los primeros movimientos muy enérgicamente), de la glucosa libre en sangre, del ácido pirúvico y, en última instancia, de las grasas acumuladas, aunque no parece totalmente demostrada esta facultad.

Lo mismo que los aminoácidos no pueden ser utilizados directamente por el músculo para la producción de energía, quizá la grasa no pueda oxidarse directamente por las fibras musculares. De cualquier manera, se sabe que las reservas totales de glucosa muscular se pueden agotar con un trabajo medio de cinco horas y en apenas dos horas si el trabajo es más intenso. Los ejercicios muy intensos, con gran desgaste nervioso, pueden agotar las reservas en menos de treinta minutos. Hay que asegurar, por tanto, una cantidad de hidratos de carbono suficientes en los deportistas y para ello, además de la alimentación, es de vital importancia disponer de un hígado en buen estado.

Una persona que haya padecido hepatitis nunca podrá ser un buen competidor, aunque sí podrá practicar deportes no competitivos con moderación. El alcohol, las grasas animales, y cualquier fármaco o alimento que sea perjudicial para el hígado, deberán evitarse si se quiere llegar a ser un deportista de elite.

El hígado, además, transforma todos los aminoácidos y facilita su incorporación en los músculos, atrayendo hacia sí la grasa muscular para poder utilizarla como energía en casos extremos. El hígado, por tanto, descompone las proteínas y las grasas en combustible, que será utilizado por los tejidos.

El riñón podríamos considerar que trabaja en unión, o de manera similar, al hígado, aunque de una manera menos intensa y por supuesto no es capaz de almacenar glucógeno.

Lo verdaderamente importante es, y no me cansaré de insistir en ello, suministrar suficiente cantidad de hidratos de carbono, por encima de cualquier otro nutriente. Con ellos, además de conseguir la preciada energía, facilitamos el metabolismo de las grasas y proteínas, mantenemos la cantidad óptima de glucosa en sangre, acumulamos glucógeno hepático y evitamos la destrucción excesiva de proteínas. Para ganar musculatura, por tanto, hay que suministrar proteínas extras con un soporte adecuado de carbohidratos.

1.2 GRUPOS PRINCIPALES DE ALIMENTOS

El cuerpo humano ha sido comparado muchas veces con un motor de automóvil. De hecho, es muy similar, ya que quema combustible para conseguir calor que mantenga su temperatura alrededor de los 37° y, además, ese calor lo utiliza para que sea transformado en energía mecánica. Pero, como cualquier motor, debe disponer siempre de la energía necesaria para funcionar.

Una parte importante del alimento diario se usa como combustible y la señal del hambre procede de la necesidad que tiene de mantener su energía y menos de la labor restaurativa. Por tanto, comer sin hambre sería un error, lo mismo que no comer cuando exista hambre.

Después del oxígeno y el agua, los alimentos son la primera necesidad del cuerpo. Si no se dispone de alimentos que proporcionen energía, el cuerpo comenzará a quemar sus propios tejidos empezando por los menos vitales. No solamente consumirá su materia grasa, como se ha querido demostrar, sino también el tejido proteico o muscular. De igual manera, también se consumirá tejido conjuntivo, lo que proporcionará al individuo un aspecto demacrado y una piel sin tersura.

Mientras se disponga de suficiente cantidad de hidratos de carbono, en primer lugar, y de grasas en segundo lugar, las proteínas disponibles se seguirán utilizando para restaurar tejidos y otras estructuras corporales.

Las proteínas y aminoácidos, lo mismo que las vitaminas y minerales, se denominan esenciales en el sentido de que sin ellas no puede haber salud corporal y la mayoría de las funciones no se podrían realizar. Esto explicaría la razón por la cual muchas personas son obesas precisamente por no ingerir suficiente cantidad de vitaminas. No obstante, debe quedar claro que la demanda de alimentos energéticos debe ser satisfecha en primer lugar. Una persona que no coma, y aunque ingiera cantidad suficiente de vitaminas, enfermará en corto espacio de tiempo.

Los alimentos energéticos constituyen, sin lugar a dudas, la primera necesidad del cuerpo.

Aunque los hidratos de carbono son la principal fuente de energía y la más importante (se pueden vivir muchos días a base de agua con miel), no se pueden considerar totalmente imprescindibles, ya que cualquier componente que pueda oxidarse –quemarse- en presencia de oxígeno, liberará energía. Todo cuanto pueda digerirse y asimilarse se utilizará como combustible, incluido el alcohol, que, aunque no es un alimento, el sistema nervioso lo puede utilizar como tal. Solamente la celulosa o la gelatina, así como los materiales que no se pueden absorber, son excluidos en la producción de energía. Incluso, en períodos de hambre, el organismo puede llegar a utilizar como fuente energética a las proteínas y aminoácidos.

No obstante, serán los hidratos de carbono y las grasas los que se transformen primeramente en energía, ya que el organismo no los diferencia esencialmente y puede elaborar dióxido de carbono a partir de cualquiera de ellos. La única diferencia es que la energía a partir de los hidratos de carbono se obtiene muy rápidamente y quizá sea más eficaz. Comparándolos nuevamente con el motor de un automóvil, veremos que la gasolina es mucho mejor combustible a la hora de proporcionar energía que el gasoil, estando la diferencia básicamente en la materia grasa que lleva el gasoil, lo cual resta eficacia a la hora de entrar en combustión.

Hidratos de carbono

Ya hemos dicho que la principal fuente de combustible se obtiene a partir de los hidratos de carbono.

Entre los principales se encuentran el azúcar, el almidón

y la celulosa. Los tres se elaboran por las plantas a partir del aire, el agua y el dióxido de carbono, usando la energía de la luz solar para producir un fenómeno inverso a la combustión.

Los carbohidratos tienen todos algo en común: están compuestos de carbono, hidrógeno y oxígeno, en una proporción aproximada de un átomo de carbono por dos de hidrógeno y uno de oxígeno.

Principales hidratos de carbono

Se dividen en dos grandes grupos, que son: los hidratos de carbono simples (los azúcares) y los complejos, como el almidón y la celulosa.

Los azúcares, los cuales estudiaremos más tarde con detalle, se dividen en monosacáridos, disacáridos y polisacáridos.

Entre los monosacáridos están la **glucosa, fructosa** y **galactosa**. La glucosa la podemos encontrar en las uvas, las frutas y la miel, y la fructosa (cuyo metabolismo no depende la insulina y puede ser utilizada por los diabéticos) también aparece en las frutas y la miel.

Los disacáridos más importantes son: la **maltosa** (glucosa más glucosa), presente en la malta; la **sacarosa** (glucosa más fructosa), conocida como azúcar común y que se extrae de la remolacha o la caña de azúcar, y la **lactosa** (glucosa más galactosa), presente en la leche.

Los polisacáridos principales son dos: el **almidón**, que se encuentra en los cereales, tubérculos y leguminosas, el cual tiene un tamaño molecular mayor que los monosacáridos, y la **celulosa**, alimento insoluble e indigerible por el ser humano y que se encuentra en todos los alimentos vegetales integrales.

La presencia de ciertas bacterias o de protozoos en el tubo digestivo de otros animales permite que pueda ser utilizada como buen elemento energético.

Los almidones se encuentran en el maíz, arroz, patatas o

mandioca, por ejemplo, y su digestión se inicia en la boca, al masticarlos y mezclarlos con la saliva. El enzima amilasa descompone los almidones y los separa en glucosa, acción que solamente será frenada por los ácidos de estómago. Por eso, cuando queramos disponer de energía inmediata hay que ensalivar bastante tiempo los alimentos. Una vez que esos alimentos pasan al intestino delgado se siguen descomponiendo en glucosa de una manera más lenta.

La fibra

La fibra dietética, que tanto auge tiene en la actualidad, es una mezcla de celulosa no absorbible y pequeña cantidad de diversas sustancias nutritivas. Proporcionan mayor volumen a las heces y, en presencia suficiente de líquido, contribuyen a una mejor evacuación de las materias fecales. Una cantidad cotidiana de fibra puede impedir enfermedades del colon, estreñimiento e intoxicaciones. No obstante, un abuso o un uso cotidiano de fibra extra (salvado), conduce a una menor absorción de nutrientes y vitaminas, lo que no es recomendable.

Los alimentos animales, con la excepción de la leche, son malas fuentes de combustible de carbohidratos, aunque el músculo y el hígado contienen unos polímeros altos de glucosa que se denominan glucógenos. Se sabe también que algunas plantas contienen ese glucógeno, pero no son importantes para la alimentación.

Una de las razones por la cual los hidratos de carbono son la mejor fuente de energía, se debe al hecho de que son fácilmente hidrolizables por el cuerpo y poco a poco rinden moléculas de un tamaño cada vez menor hasta alcanzar la glucosa. Este proceso, si lo comparamos con las grasas, requiere poca energía; o sea, hay más energía disponible. Una vez convertida en glucosa, ésta se degrada a su vez y proporciona nueva energía a las células, las cuales la transforman en dióxido de carbono y agua.

Almacenamiento del sobrante

El cuerpo no quema todos los hidratos de carbono que recibe y es capaz de almacenar una cantidad considerable de ellos para necesidades posteriores. El primer almacenamiento se hace en el hígado y los músculos, en forma de glucógeno, siendo una forma saludable de almacenar los excesos. La otra forma de almacenamiento, como materia grasa, es más discutible y hoy día se empieza a cuestionar esta teoría. De hecho, los hidratos de carbono complejos no encuentran una vía favorable para su transformación en grasa, aunque sí para su conversión en aminoácidos y posteriormente en proteínas. En situaciones de malnutrición se ha comprobado que los hidratos de carbono sin refinar eran capaces de proporcionar la mayoría de los nutrientes principales al organismo, después de muy complejas transformaciones. Personas que han consumido exclusivamente miel o azúcar de uvas durante muchas semanas, corroboran estas teorías. Y a la inversa, formar hidratos de carbono a partir de grasas y proteínas también se puede lograr, lo que deja bien claro el interés que tiene nuestro organismo por asegurar siempre una cantidad óptima de carbohidratos.

Algunos ejemplos de alimentos ricos en hidratos de carbono son:

Azúcar moreno (97,0%), Pan integral (60,0%), judías blancas (60,8%), Almendra (19,6%), Patata (17,9%), Naranja (10,5%), Leche (5,2%), Lechuga (2,9%), Huevo (2,7%), Arenque, carne de vacuno y aceite de oliva (0,0%).

Las proteínas

Las membranas de todas las células de los seres vivos están formadas básicamente por proteínas y grasas poliinsaturadas, e incluso dentro de la misma célula volvemos a encontrar de nuevo proteínas.

Los ácidos nucleicos encargados de la transmisión genética lo hacen con la ayuda de las proteínas y el protoplasma, el cual ocupa la mayor parte de la célula, siendo una disolución de proteínas.

La masa de los músculos, vísceras, cerebro, nervios, piel, pelo y uñas, así como las fibras elásticas que enlazan entre sí células y tejidos, están compuestas de proteínas en su mayor parte. Cada una es de diferente variedad y, así, nos encontramos con las duras queratinas del pelo y las uñas, las fibras musculares formadas por millares de átomos que forman una larga molécula semejante a una cinta, los enzimas, las globulinas y multitud de otras proteínas cuya misión es transportar sustancias químicas y hormonas desde un órgano a otro, o entre células. También son proteínas la hemoglobina de los glóbulos rojos, la tiroglobulina de la glándula tiroides o la caseína de la leche.

Las proteínas se componen básicamente de cuatro elementos: carbono, hidrógeno, oxígeno y nitrógeno, a los que se suman en menor cantidad el azufre y el fósforo, este último para formar enlaces energéticos. A diferencia de los carbohidratos y las grasas, las proteínas contienen nitrógeno en una proporción del 16 por 100.

El hombre no puede elaborar proteínas a partir de los elementos químicos que la forman y debe ingerirlas con la dieta, bien sea a través de las plantas, los pescados o los animales.

Aunque se conocen ya cuatro mil proteínas diferentes presentes en el cuerpo humano, todas están compuestas por las mismas unidades básicas -los aminoácidos- y así queda explicado por qué los vegetales pueden ser el alimento exclusivo de muchos animales.

Una paradoja incomprensible es que sean las plantas ricas en proteínas (cereales, legumbres) las encargadas de alimentar a los animales que el hombre se comerá posteriormente para asegurarse proteínas, cuando sería más lógico comerse directamente los vegetales y no tener que alimentar durante varios meses o años a los animales para obtener el mismo tipo de alimento.

La hierba, la despreciada hierba para los humanos, es el alimento único para muchos rumiantes. Aunque los diferentes animales y vegetales están compuestos de muy diversas proteínas, la utilidad para el hombre en esencia es la misma, ya que lo que importa es su contenido en aminoácidos. En ese sentido, da igual cuál sea la parte del animal que comamos, ya que su riqueza en proteínas será la misma. El solomillo, el pescuezo, la espalda o las costillas de una vaca son fuentes iguales de proteínas -no así de grasas- y para asegurarnos nuestra ración no importa qué parte del animal comamos. Otro asunto sería la conveniencia o no de comer animales, aunque éste es un tema que tocaremos luego.

Lo que verdaderamente caracteriza a una proteína es el estar compuesta de unidades menores enlazadas entre sí, llamadas aminoácidos. Haciendo una analogía, la proteína sería el tren completo, mientras que los vagones serían los aminoácidos. Al realizarse la digestión los vagones se separan y se incorporan por separado a diversos lugares. Cuando se requiera formar tejidos se volverán a unir de diversas formas y formarán a su vez nuevas proteínas.

Los aminoácidos

Se conocen al menos veinte aminoácidos básicos y entre ellos hay ocho esenciales, esto es, que necesitamos ingerirlos con la dieta, ya que el cuerpo no puede sintetizarlos. La palabra «esenciales» no indica categoría, ni necesidades, ya que todos son igualmente vitales. Es más, muchos de los aminoácidos no esenciales no se pueden sintetizar si las condiciones orgánicas no son adecuadas, pasando a ser considerados entonces también esenciales y habrá que suministrarlos o bien con la dieta o mediante suplementos. Ejemplo de ello son la tirosina y la cistina, que aun no siendo esenciales se forman a partir de la fenilalanina y la metionina, pero siempre que haya cantidad suficiente de éstos. Otro aminoácido más, la histidina, es imprescindible para los bebés y habrá que considerarlo, por tanto, esencial.

Los ocho aminoácidos básicos esenciales son: **fenilalanina, leucina, isoleucina, lisina, metionina, treonina, triptófano y valina.** Los no esenciales serían el **aspártico, el ácido glutámico, alalina, arginina, cisteína, cistina, glicina, hidroxiprolina, prolina, serina y tirosina.**

Otros aminoácidos, como la **hidroxilisina**, no están distribuidos ampliamente por el organismo y se encuentran en las fibras blancas del tejido conjuntivo.

El cuerpo humano puede fabricar un aminoácido a partir de otro, como es el caso de la fenilalanina que fabricará tirosina solamente con introducir un átomo de oxígeno. Todo ello llevó a una primera valoración de las proteínas en cuanto a su valor biológico, tanto más alto cuanto más rica en aminoácidos esenciales fuera. En este sentido, la carne fue considerada el alimento de preferencia durante muchos años, hasta que se demostró que había otro factor aún más importante: la utilidad neta de una proteína. De nada valía que una proteína fuera completa en aminoácidos esenciales si el organismo humano no podía disponer de ellos.

Estas averiguaciones vinieron a dar la razón, una vez más, a los amantes de la alimentación natural. Los alimentos vegetales podrían cubrir perfectamente las necesidades de proteínas, ya que su utilidad neta (UNP) era mayor.

En cuanto a su mayor contenido en aminoácidos esenciales, éstos serían los alimentos principales de mayor a menor:

Gelatina (contiene todos, esenciales y no esenciales) carne, hígado, **soja**, pescado, huevo de gallina, leche, harina integral de trigo, cacahuetes, **avena integral**, maíz integral, patata y arroz integral. Todos ellos muy ricos en aminoácidos.

Ahora bien, esta tabla no nos serviría de nada para el consumo humano, ya que el valor biológico de las proteínas analizadas determinaría su verdadera importancia. En este sentido, la leche materna es el alimento que más valor biológico contiene, seguido del huevo de gallina entero, la carne, el pescado, la leche de vaca, la soja verde, el arroz, el trigo, las legumbres, el maíz y por último la gelatina.

Pero si nos atenemos a la valoración más importante, la utilidad neta de la proteína, el huevo alcanzaría el 94 por 100, la leche de vaca el 82 por 100, el pescado el 80 por 100 y la carne un modesto 67 por 100.

Mezclando adecuadamente diversos productos vegetales (cereales entre sí o con legumbres), tendríamos unos alimentos con proteínas de gran valor biológico y con una utilidad neta próxima al 100 por 100.

Los análisis

Los aminoácidos sobrantes van al hígado, donde se extrae el nitrógeno que se metaboliza para producir urea. Entonces la sangre transporta la urea hasta los riñones, que la eliminan del cuerpo por la orina. Aunque el ser humano necesita nitrógeno y éste se encuentra en el aire que respiramos (cuatro quintas partes de la atmósfera son nitrógeno), somos incapaces de aprovecharlo.

Los análisis de orina nos pueden dar una idea aproximada de nuestro metabolismo del nitrógeno, o sea, de proteínas. Podemos medir la cantidad de creatinina, la cual se origina en los músculos por descomposición de uno de los transportadores de energía intermedio del tejido muscular, la fosfocreatinina. Si hay unas cifras altas, puede ser indicio de problemas renales o intoxicaciones metálicas.

La descomposición de los ácidos nucleicos -ADN y ARN- en material genético celular produce ácido úrico, el cual puede aumentar si consumimos un exceso de alimentos ricos en estos ácidos, como puede ser el caviar, los mariscos, la carne o la levadura. Un exceso de ácido úrico también puede indicar enfermedades como la gota, la nefritis o el alcoholismo.

Contenido en ácido úrico:

Azúcar: 0 mg, Cerveza: 17, Cereales: 0, Carne de cerdo: 123, Jamón serrano: 75, Carne de cordero: 80, Carne de ternera: 195, Hígado de ternera: 360, Riñones de vaca: 290, Sesos: 195, Pollo: 92, Frutos secos: 0, Aceites: 0, Espinacas: 80, Tomate: 0, Espárragos: 25, Lentejas: 75, Boquerones: 465, Sardinas en aceite: 350, Ostras: 87, Setas: 54.

Hay que recordar que el ácido úrico es un enemigo de los deportistas, ya que se acumula en las articulaciones y suele acortar grandemente los años de práctica deportiva.

La presencia de amoniaco, el cual se produce cuando existe un aumento en la acidez de la orina (normalmente con un pH de 6,8), casi siempre está motivada por un exceso de proteínas. Esta simple prueba del olor también puede ser una pauta para medir la cantidad de proteínas que tomamos. Necesitamos cantidades extras de proteínas cuando sudamos mucho, en los períodos menstruales femeninos y después de exponernos al sol en demasía.

La nutrición proteica perfecta nos debe dar unas cifras en los análisis de sangre así:

- Creatinina: 110-90%

- Albúmina: gr/100 ml: 3,5
- Colinesterasa: U./litro: 3.000
- Leucocitos mm3: 1.200

Para evitar perder proteínas es importante que éstas se aprovechen, algo más racional que aumentar la cantidad en los alimentos. Si realizamos ejercicios de musculación estamos aprovechando las proteínas al máximo, pero si permanecemos muy inactivos las proteínas se descomponen en aminoácidos y, aunque se forman nuevas proteínas posteriormente, la mayoría de ellas se excretan por la orina. Incluso alteraciones emocionales como el dolor, el estrés y la falta de sueño originan un balance negativo de proteínas y nuestros músculos serán los primeros que lo van a acusar. Una mezcla de leche y pan integral de trigo, por ejemplo, es un alimento perfecto en cuanto a contenido proteico rico en todos los aminoácidos esenciales. También, y en este mismo sentido, hay que insistir que el desayuno a base de leche de almendras con *muesli* sigue siendo el más saludable y completo desayuno de todos, muy superior a ese pestilente desayuno a base de panceta, huevos fritos y té, al que tanto nos estamos acostumbrando los europeos.

¿Se almacenan los aminoácidos sobrantes?

Hay que tener en cuenta que, dado que no se produce algo parecido a un almacenamiento de aminoácidos en el organismo, las proteínas hay que suministrarlas en la dieta diaria, sin caer en los excesos. Si una comida contiene un exceso de algún aminoácido y la siguiente es carente en él, no sirve para construir proteínas, ya que deben administrarse en el mismo momento. De igual manera, si necesitamos un aumento de proteínas para el desarrollo muscular, deberemos tomarlas como máximo dos horas antes del entrenamiento para que se puedan incorporar a los músculos. Después de un duro entrenamiento no son necesarias raciones extras, ya que la labor de reconstrucción comienza aproximadamente a las veinticuatro o cuarenta y ocho horas. Cuando estemos bien descansados y con nuevas energías, será el momento de tomar raciones adecuadas de proteínas reconstructoras.

Antes de la prueba o del esfuerzo deportivo no sirven para nada, ya que ni siquiera pueden proporcionarnos energía. Tomar un bocadillo de chorizo o un enorme filete con patatas antes de competir es un grave error, ya que incluso los hidratos de carbono del pan o las patatas se metabolizarán con demasiada lentitud al estar unidos a proteínas y grasas saturadas. Cuando queramos tomar aminoácidos suplementarios deberemos ingerirlos siempre en presencia de alimentos proteicos, ya que aislados apenas tendrán utilidad. Su degradación está completa en apenas cuatro horas. Solamente los no esenciales, aquellos que se pueden sintetizar por el propio organismo, se podrían consumir a cualquier hora del día.

De una manera global, el contenido en proteínas de diferentes alimentos sería así:

Judía: 22,0%, Carne de vaca: 21,4%, Arenque: 19,0%, Almendra: 18,6%, Huevo fresco: 11,3%, Pan blanco: 9,3%, Leche de vaca: 3,3%, Patata: 1,8%, Lechuga: 1,3%, Naranja: 0,8%, Azúcar blanco y aceite de oliva: 0,0%.

Las grasas

En este apartado es en donde surgen más confusiones, ya que incluso los médicos suelen dar consejos erróneos a la población. Hablan de grasas, indiscriminadamente, sin tener en cuenta los dos grupos básicos y totalmente diferenciados, que son las grasas saturadas y las insaturadas. Como se verá más adelante, pedir a una persona que suprima las grasas de su alimentación es un gran error y hasta quizá un grave error.

Para un mejor entendimiento de los diferentes tipos de

grasas, hay que saber que la dieta normal suele contener grasas sólidas a temperatura ambiente, como es el caso de la manteca de cerdo, el sebo y la mantequilla, y otras líquidas como es el caso de los aceites de oliva, girasol o cacahuete.

También es importante recordar que existen grasas de diferentes tipos en la mayoría de los alimentos y entre ellos tenemos a los frutos secos, la leche, los huevos o el aguacate, por poner un ejemplo.

Como alimento energético es justo reconocer que a igualdad de peso rinden el doble de energía que los hidratos de carbono y una de las diferencias es que las grasas al quemarse tienen el inconveniente (sobre todo las saturadas) de que su combustión tarda mucho en producirse y suele dejar bastantes residuos. Esto se debe principalmente a que sus moléculas contienen sólo una pequeña cantidad de oxígeno.

Las grasas son unos compuestos de ácidos grasos y glicerina, muchas veces mezclados con ácido palmítico, oleico y esteárico, entre otros. En situaciones especiales, el organismo es capaz de desdoblar las grasas en glicerol y ácidos grasos y así formar glucosa. Otros ácidos grasos se oxidan a moléculas menores como el ácido acético y así pueden formar nuevas grasas, hidratos de carbono, aminoácidos o esteroles.

Una particularidad que tienen las grasas es que solamente se almacenan en la forma más sólida y es por eso que las obesidades grasas son más difíciles de corregir que las producidas por un exceso de hidratos de carbono. Si las grasas sólidas se pudiesen movilizar instantáneamente como fuente de energía, dispondríamos de una energía potencial por gramo como ningún combustible conocido.

Una palabra que hemos visto u oído con frecuencia en los análisis de sangre es la de TRIGLICÉRIDOS, lo cual indica la proporción general de grasas en nuestro organismo. Están compuestos por tres ácidos grasos combinados con glicerol y existe una gran variedad de ellos. Otros tipos de grasas que existen en menor proporción son los esteroles procedentes de los vegetales y el colesterol de las grasas animales.

La menor o mayor solidez de una grasa viene dada por su proporción en ácidos grasos y, en la medida en que los insaturados estén en mayor cantidad, la grasa será cada vez más líquida.

Otro detalle que tenemos que tener en cuenta es que las grasas saturadas están presentes en todos los alimentos cárnicos, aunque aparentemente no se vea, como es el caso del jamón serrano, el cual, una vez eliminado el tocino blanco, sigue conteniendo casi un 20 por 100 de su peso en grasas saturadas. La margarina sería el caso opuesto, ya que en su estado natural es totalmente líquida y es necesario hidrogenarla para hacerla sólida.

Contenido en grasas

Ésta sería una clasificación de los alimentos en función de su contenido total en grasas, tanto saturadas como insaturadas. En la medida en que el alimento sea de origen vegetal, así será mayor su cantidad de grasas insaturadas.

Aceites: 99%, Mantequilla: 85%, Almendras: 60%, Quesos fuertes: 30%, Carnes grasas: 24%, Pescados grasos: 17%, Huevos: 11%, Carnes magras: 9%, Leche entera: 4,5%, Pescado blanco: 1,5%, Legumbres secas: 1,5%, Cereales: 1,4%, Pan: 1,0%, Frutas secas: 0,5% ,Frutas: 0,5%.

En cuanto a su contenido en ácidos grasos esenciales o grasas insaturadas, ésta sería la clasificación:

Aceite de girasol: 65%, Aceite de soja: 60%, Aceite de germen de trigo: 52%, Aceite de oliva: 8%, (Los aceites se entienden siempre prensados en frío), Manteca de cerdo: 10%
Mantequilla: 4%, Leche de vaca: 0,25%

Los ácidos grasos

Los ácidos grasos presentes en nuestra alimentación se pueden clasificar en dos grandes grupos: los ácidos grasos saturados y los insaturados.

Los ácidos grasos saturados son sólidos a una temperatura ambiente de 20° C y ejemplos de ello los tenemos en la manteca de cerdo, el sebo y la grasa de coco o palma. Deben su nombre de saturados al hecho de que sus átomos de carbono están saturados de hidrógeno.

Los ácidos grados insaturados, cuyo ejemplo más común son los aceites vegetales, tienen una escasez de átomos de hidrógeno y son líquidos a temperatura ambiente.

Combinados con otras sustancias se encuentran ácidos grasos en forma de **fosfolípidos** (glicerol, más ácido fosfórico, más colina), los cuales forman parte de la estructura de las células y son un puntal básico de nuestra alimentación, sobre todo en la niñez.

En otro capítulo trataremos con detalle los ácidos grasos esenciales, entre los cuales nos encontraremos con la gama **Omega 3** (EPA y DHA), **Omega 6** (ácido araquidónico), sin olvidar el Gamma linoleico.

En cuanto a los aceites, la proporción de grasas saturadas e insaturadas sería así:

Aceite de girasol: 65% de insaturados, Aceite de soja: 60%, Aceite de algodón: 50%, Aceite de cacahuete: 30%, Aceite de palma: 9%, Aceite de oliva: 8%.

Esta clasificación debe quedar bien clara cuando queramos saber la proporción de grasas saturadas -insaturadas de una grasa-. En este sentido y aunque no esté en la lista, el **aceite de maíz** sería el más recomendable para la alimentación, ya que contiene un 80 por 100 de ácidos grasos poliinsaturados, seguido del de **girasol**. Otro aceite, el de **germen de trigo**, no lo tenemos en cuenta, ya que su sabor y precio alto le hacen poco apto para el consumo culinario, aunque sea muy adecuado como suplemento dietético. El **aceite de oliva**, aunque pobre en grasas insaturadas, es rico en ácido oleico, un monosaturado muy recomendable para la salud. El único problema que tienen las grasas de procedencia vegetal es su sensibilidad al calor, ya que si se sobrepasan los 190° C se cizallan y se pueden saturar parcialmente. Por este motivo, es preferible consumirlas en crudo, procedentes de su extracción en frío mediante presión. Si se calientan hay que procurar que no sobrepasen los 190° C y sobre todo evitar recalentarlas una y otra vez. En este sentido, las freidoras con termostato regulable son muy adecuadas para uso doméstico e industrial.

La manteca de cerdo

Se obtiene de los tejidos que rodean el estómago y riñones del cerdo, y en menor proporción de la vaca y las ovejas. Para ello es necesario eliminar las proteínas y el agua, lo que se consigue calentando estos tejidos hasta que la grasa se funde y sale de las células. Dependiendo de la temperatura y el tejido utilizado, así será la calidad de la manteca utilizada. Cuando la extraemos del tejido adiposo se llama sebo.

Su contenido calórico es el más alto de todas las grasas (879 calorías) y no tiene ningún otro nutriente.

Utilidad deportiva

Ninguna recomendable. Es un alimento totalmente prohibido tanto para la salud como para hacer deporte.

> La panceta, el tocino o las salchichas no son alimentos adecuados para nadie, mucho menos para los deportistas.

La mayoría de los embutidos, incluidos el jamón serrano, contienen una proporción de manteca y sebo muy alta, debiendo eliminarse en lo posible de la dieta. Restan energía y minan la salud. Tampoco hay que olvidar que la mayoría de los productos de pastelería, incluidos los Donuts y las magdalenas, están elaborados con manteca de cerdo.

La mantequilla

Es la fracción grasa que contiene la leche de vaca. Se suele obtener mediante centrifugado para separar la nata de la leche y posteriormente se bate para fomentar la formación de nódulos de mantequilla. Artesanalmente se obtiene por simple deposición. Una vez conseguida, se suele calentar para eliminar el resto de agua y obtener así un producto más sabroso.

Su color natural algo amarillo se debe a la presencia de carotenos, que son un pigmento presente en la hierba que comen los animales. No es malo para la salud, sino que es síntoma de que contiene vitamina A. Un color demasiado blanco indicaría: bien ganado alimentado con piensos artificiales (en invierno, por ejemplo) o mantequilla adulterada. También se le suele añadir un 2 por 100 de sal.

Su valor calórico es de 743 calorías.

Contiene proteínas (1,0 gr.), 84,0 de grasas, 19 mg de calcio, 18 mg de fósforo, 0,2 de hierro, 1.300 microgramos de vitamina A, 10 microgramos de vitamina D y algo de vitamina B-2.

Utilidad deportiva

Al ser un producto elaborado a partir de la leche puede ser utilizado con moderación, a pesar de su contenido en grasas saturadas. Se utilizará sobre todo en épocas de frío o en personas delgadas.

Adecuada para deportes de larga duración, siempre y cuando tengamos la precaución de consumirla al menos una semana antes de las pruebas deportivas, si queremos utilizarla como energía de reserva.

Aumenta el colesterol.

La margarina

Inventada en 1869 para paliar un poco la escasez de mantequilla, en un principio se elaboraron con grasas animales, aunque ahora la tendencia es de hacerlas solamente a partir de grasas vegetales. No obstante, todavía hay marcas en el mercado que contienen grasas saturadas, tanto de procedencia vegetal (palma) como animal. Ni qué decir que hay que evitar su consumo.

Mediante un proceso de hidrogenación, una grasa vegetal -por ejemplo, el aceite de maíz- se convierte de líquido a sólido y puede ser consumida igual que la mantequilla. Aunque son ricas en vitamina E y grasas insaturadas, es necesario añadirlas vitaminas A y D, así como correctores del sabor, sobre todo las que se obtienen a partir del aceite de arenque.

La margarina comercial suele contener 720 calorías, 0,6 proteínas, 81,0 de grasas, 0,4 de hidratos de carbono, 3 mg de calcio, 13 mg de fósforo y trazas de hierro. Como se puede observar, solamente su contenido en grasas es lo que podemos tener en cuenta. Las 100 por 100 vegetales no contienen colesterol e incluso contribuyen a bajar las cifras del colesterol "malo".

Utilidad deportiva

Muy adecuadas como aporte de grasas insaturadas y aptas para su consumo en crudo, bien sea como parte del desayuno (rebanadas de pan integral con mermelada y margarina) o para preparar saludables postres caseros.

Como toda grasa, su aporte energético se nota en los deportes de larga duración y cualquier ejercicio de tipo aeróbico.

OTRAS GRASAS

Aunque tiene muy mala prensa, el colesterol es una de las sustancias más importantes para el metabolismo. Su función principal es aportar la matriz estructural para la síntesis de los ácidos biliares y las hormonas esteroides.

Otro papel también importante es que forman parte integrante de las membranas celulares y subcelulares, cuya misión principal es regular la fluidez de la capa grasa de las mismas, para asegurar su permeabilidad celular, esto es, el transvase de sustancias nutritivas y de desecho. No hay que olvidar que una importante función de la membrana celular es dar soporte a los receptores específicos y a una gran parte del sistema inmunitario.

> El colesterol puede provenir de los alimentos y/o ser sintetizado por el mismo organismo a través del hígado. Las situaciones de estrés y el mal estado de la vesícula biliar, también pueden provocar su aumento.

En el torrente sanguíneo lo podemos encontrar unido a unos compuestos grasos ricos en proteínas, llamados lipoproteínas, de diferente densidad.

Desde el hígado, y con la ayuda de las sales biliares y la lecitina, es transportado en el torrente sanguíneo hacia los tejidos, labor encomendada al LDL. La otra fracción, la HDL, sería la encargada de regular el exceso por vía hepática, siempre y cuando exista cantidad suficiente de lecitina. Por ese motivo, los enfermos de vesícula o hígado acusan con frecuencia cifras altas de colesterol, el cual no se puede corregir mientras no se mejore la función hepática.

La presencia aumentada y prolongada del colesterol LDL (el malo) origina unas modificaciones químicas en los receptores de las mismas, que las desvía a otra vía de eliminación, lo cual es el inicio en la formación de las placas ateromatosas en los vasos sanguíneos.

Los triglicéridos

El hígado es el responsable de transportar los triglicéridos y el colesterol en unas lipoproteínas de muy baja densidad, conocidas como VLDL. Una vez formadas, sufren diversos cambios y se originan entonces las temidas LDL.

La síntesis de las VLDL es un proceso continuo del hígado y depende básicamente de la cantidad de lípidos que existan. Por eso, cuando la síntesis de triglicéridos aumenta, bien sea por acumulación de materia grasa o glucosa, aumenta también la síntesis y secreción de VLDL. Los aceites de pescado azul también contribuyen a la bajada de los triglicéridos.

La lecitina

Las lecitinas son compuestos presentes en la naturaleza y también en el organismo humano. Su nombre químico más correcto es de fosfatidilcolina, el cual es un conjunto de sustancias derivadas del glicerol, dos ácidos grasos y una molécula fosforilada.

Según la procedencia, la lecitina puede variar en su composición, siendo la procedente de la soja más utilizada por su alto contenido en ácidos grasos poliinsaturados integrados en fosfolípidos.

Los fosfolípidos son sustancias que se encuentran en gran cantidad en el tejido nervioso, hepático y en la sangre. Forman parte esencial de todas las membranas celulares, siendo imprescindibles para el intercambio transmembranario, base de la actividad celular.

Composición de la lecitina de soja

Fosfolípidos: (Fosfatidilcolina, fosfatidiletanolamina, fosfatidilinositol) 40 por 100.

Ácidos grasos: (Linoleico, linolénico, monoinsaturados, saturados), 60 por 100.

Como fuente de energía, la lecitina aporta seis calorías por gramo, por lo que un suplemento diario de diez gramos aportaría sesenta calorías, aproximadamente un 3 por 100 de las necesidades diarias.

Una vez ingerida, la lecitina es absorbida mediante enzimas y sales biliares, pasando una parte al hígado a través de las lipoproteínas en forma de ácidos grasos libres y el resto queda en reserva en la pared intestinal hasta la próxima comida. Su papel en la digestión es facilitar la emulsión y posterior absorción de las grasas.

La importancia de la lecitina en la alimentación humana es decisiva, ya que al ser un precursor del ácido araquidónico es imprescindible para sintetizar las prostaglandinas.

En clínica humana la lecitina se ha demostrado como uno de los suplementos dietéticos más importantes. Si tenemos en cuenta que las enfermedades cardiovasculares son la principal causa de mortalidad y que éstas están influenciadas básicamente por la alimentación, veremos que un aporte extra de ácidos grasos esenciales es necesario.

La dieta hipercalórica, el consumo excesivo de grasas saturadas de procedencia animal, el estrés, el alcohol y el tabaco favorecen la aparición de lesiones arteroescleróticas por depósitos de colesterol en la pared arterial, lo que producirá trombos, ateromas, hipertensión e infartos. Para evitar en parte este problema, tan importante es reducir el aporte excesivo de grasas saturadas, como ingerir la cantidad suficiente de ácidos grasos poliinsaturados.

La experiencia ha demostrado que la lecitina suplementaria favorece el descenso del colesterol plasmático y especialmente el colesterol ligado a proteínas de baja densidad (LDL), al tiempo que incrementa el colesterol de alta densidad DHL.

El mecanismo a través del cual la lecitina ejerce su papel

hipocolesterolemiante pudiera ser el siguiente: por su alto contenido en ácido linoleico estimula la actividad de un enzima y éste aumenta la velocidad de esterificación del colesterol y así pasaría de los tejidos al hígado para su degradación y excreción a través de la bilis.

La unión de la lecitina a la vitamina E, por su papel antioxidante y protector de las grasas, aumentaría la acción beneficiosa. También pudiera ser que impida la absorción del colesterol alimentario si lo tomamos al mismo tiempo.

Otras aplicaciones de la lecitina

En la litiasis biliar (cálculos en la vesícula), el colesterol provoca una bilis muy espesa, la cual no es capaz de hacerlo soluble y se forman cálculos a partir del colesterol. Aumentando la cantidad de ácidos biliares o fosfolípidos se puede corregir en parte este problema, o al menos prevenirlo o que aumente. En tratamientos prolongados es posible que la lecitina pueda disolver los cálculos más pequeños.

En afecciones del sistema nervioso se le ha encontrado utilidad para tratar enfermedades como el parkinson, ataxias, esquizofrenia y otras. Se piensa que es gracias a su contenido en fosfatidilcolina, la cual favorece la síntesis de la acetilcolina de las neuronas.

También, y a causa de su contenido en fósforo, potencia la memoria y ayuda a la producción de energía muscular.

Utilidad de los ácidos grasos en el deporte

Además de prevenir o curar las llamadas enfermedades vasculares degenerativas, ayudar a la buena función hepático-biliar y corregir los excesos de colesterol, los ácidos grasos esenciales son de utilidad deportiva como medio para evitar el exceso de grasa corporal y contribuir a las dietas de adelgazamiento. También nos serán útiles para una mejor definición muscular, mejor concentración en los deportes de precisión y una ayuda en la producción de energía.

Cantidad suficiente de ácidos grasos mantendrá nuestras arterias en buen estado y mejorará así la captación de oxígeno, se eliminarán mejor los productos catabólicos, retrasándose la aparición de las agujetas, y ayudaremos a la formación del glucógeno hepático al disponer de un hígado en buenas condiciones.

1.3 LAS DIETAS DE ADELGAZAMIENTO

Parece ser que todas las dietas de adelgazamiento dan buen resultado, al menos para el fin perseguido. Son famosas las dietas de Beverly Hills, la de Cambridge, la de las Fuerzas Aéreas, la dieta de los astronautas y otras muchas. Todas aquellas personas que se inician en una dieta adelgazante lo hacen con entusiasmo, esperanza y hasta cierta excitación, siendo normal que hablen mucho de sus avances y sacrificios a los amigos. Normalmente han acudido a una clínica especializada en adelgazamientos, regentada por médicos, y esto aparentemente les es suficiente para garantizarles la eficacia y la inocuidad. Su inversión, aunque muy alta, parece segura y la esbelta figura la vislumbran cada vez más cercana.

Pero los problemas surgen al poco tiempo, ya que el adelgazamiento no es una cuestión puramente estética, como lo puede ser hacerse una limpieza de cutis o mejorar el cabello, sino que involucra a todo el sistema orgánico y pone en juego la salud si no está bien llevada.

El aval médico no es suficiente, ya que en estas clínicas lo principal es hacer adelgazar a todos sus clientes (no confundir con «pacientes») y para ello utilizarán los métodos que existan para lograrlo, porque a fin de cuentas la continuidad de la clínica está en los kilos que pierdan sus clientes, no en la salud que alcancen.

La dieta correcta

Una dieta adelgazante debería estar basada en los siguientes principios elementales:

* El adelgazamiento deberá ser lento y progresivo,

no perdiendo más de cinco kilos por mes, ya que pérdidas superiores no dan tiempo al sistema orgánico para acomodarse a la nueva situación y la enfermedad aparecerá a medio plazo.

- Tan importante como la pérdida de peso es conservar la elasticidad de la piel, la dureza de los músculos, la vitalidad del cabello y la salud mental, ya que de nada nos valdría haber bajado veinte kilos de sobrepeso si nuestro estado general acaba deteriorado o envejecido prematuramente. Una persona que haya adelgazado correctamente debe ser ante todo una persona de apariencia más joven y más fuerte.

- Habrá que suplementar la dieta con la ingestión de abundante agua que contribuirá a la labor de limpieza y eliminación de residuos, así como suplementos adecuados de vitaminas, minerales, oligoelementos, fibra dietética y elementos calóricos necesarios.

- Las calorías ingeridas nunca deberían ser inferiores a las dos mil por día. Se necesitan aproximadamente mil trescientas para cubrir solamente las necesidades basales (imprescindibles para la vida) y al menos quinientas a setecientas para reponer el crecimiento y restauración de los tejidos. Calorías inferiores a las mil por día son peligrosas y no se deberían mantener más de tres días. Hay que recordar, una vez más, que sin calorías no hay vida posible, ya que son la clave para la subsistencia.

- Por último, la dieta debe constituir una base para mejorar toda nuestra salud y no para deteriorarla. Además, un régimen mal establecido nos hará recuperar en poco tiempo el peso perdido y todos nuestros esfuerzos y dinero no habrán servido para nada, salvo para acabar al final enfermos.

Las calorías

Para algunas personas mal informadas una caloría es simplemente la cantidad de calor necesario para elevar un grado la temperatura de un gramo de agua y no diferencian su procedencia, de la misma manera que les da igual la procedencia de las vitaminas que recomiendan o cómo tomemos proteínas suplementarias. Y esto es uno de sus muchos errores.

Lo mismo que sabemos que las vitaminas de origen orgánico son inocuas incluso en tratamientos prolongados y mucho más eficaces que las obtenidas por síntesis, las proteínas suplementarias procedentes de la soja o la levadura de cerveza son más asimilables y de mejor utilidad neta que las de la carne.

Sobre las calorías surgen también los mismos errores. Teniendo en cuenta que cada alimento se metaboliza de manera diferente, se ha comprobado que las calorías procedentes de los hidratos de carbono engordan muy poco si las comparamos con las grasas animales. Y si los hidratos de carbono son complejos o integrales entonces el factor engorde disminuye mucho más, siendo en cambio un excelente alimento energético y saludable.

Las grasas

Ya es bien sabido que se engorda por comer grasas animales y éstas están presentes en la carne de cerdo, los embutidos, el jamón serrano, la carne de cordero, la leche entera, las mantequillas, los quesos y en menor medida en la carne de ternera o de vaca. Una alimentación prolongada basada en carne de mamíferos conducirá invariablemente a la obesidad, ya que nuestro organismo tiene mucha dificultad para absorberla (se necesitan al menos seis horas para hacer la digestión de un trozo de tocino), metabolizarla y mucho más para quemarla, necesitándose al menos cuarenta y cinco minutos de trabajo físico para comenzar a utilizarla como energía. Solamente en restricciones severas de alimentos se puede conseguir quemar este tipo de grasa.

Sin embargo, en los últimos años ha proliferado un tipo

de adelgazamiento, dirigido por médicos, en el cual se permite comer toda clase de grasas animales y se prohíben totalmente los hidratos de carbono e incluso las verduras y frutas.

El éxito en la pérdida de peso ha motivado que la gente acuda cada vez más a estas clínicas, confiadas en las palabras de los médicos que las dirigen. Pero mucho me temo que esos médicos han olvidado el principio básico de su profesión, que es el de curar sin hacer daño.

Es cierto que con esa dieta plagada de grasas saturadas y proteínas de origen animal se adelgaza, pero también se adelgazaría comiendo solamente pan o macarrones con tomate, por ejemplo. Si a una persona se le quitan la mayoría de los nutrientes es lógico que adelgace, pero a costa de un deterioro rápido de su salud. Lo que ocurre es que cuando, pasados unos meses desde que adelgazó, esa persona caiga enferma, no lo relacionará con su dieta pasada y pensará que es una enfermedad que ha llegado por otros motivos. Pero esta saturación de grasas saturadas y de alimentos cárnicos le producirá una cetosis y dejará sus arterias en un pésimo estado, su hígado sobrecargado, su corazón insuficiente, sus riñones saturados de residuos y sus músculos repletos de grasa. Tampoco su aspecto exterior será mejor, a pesar de sus pocos kilos.

Pero como dicha dieta la recomiendan los médicos nadie establece la denuncia oportuna.

Las mentiras que perduran

Hasta ahora se había echado la culpa de la obesidad a los hidratos de carbono, ya que se decía que un exceso de ellos se transformaba en grasa. También se decía que el pan engordaba, que los macarrones no eran recomendables, que los frutos secos nos hacían ganar kilos extras y que las comidas integrales no adelgazaban más que las refinadas. Igualmente, nos han asegurado hasta la saciedad que el filete a la plancha engorda menos que el frito y que la lechuga era mejor guarnición que las patatas.

Aun así, la población mundial sigue gorda, cada vez más gorda, salvo los naturistas o los vegetarianos. Para rebatir este hecho fácilmente comprobable, los dietólogos oficiales se sacaron de la manga que los naturistas teníamos carencias de vitamina B-12. Esta tontería, mantenida año tras año y sin comprobación alguna, tuvo su origen en un señor llamado Liebing (¿no les recuerda su nombre a unos caldos de carne?), el cual, para evitar la tendencia de la población al consumo de alimentos vegetales, lo cual estaba poniendo al borde de la quiebra a su industria cárnica, aportó unas pruebas sobre una familia de vegetarianos que tenían carencia, vitamina B-12. Según él, si esa familia tenía esa carencia, todas las demás también. Pues, por increíble que les parezca esta conclusión, dicha estupidez estadística pasó a la historia y aún figura en todos los libros de texto oficiales.

Pero, afortunadamente, las cosas están volviendo a la cordura y actualmente la verdad ya empieza a demostrarse. Las personas que siguen una alimentación natural, y mucho más las que no comen carne de mamíferos, tienen una calidad de vida superior, engordan menos, apenas enferman y su aspecto es saludable. También se ha demostrado que las dietas bajas en hidratos de carbono y ricas en grasa perjudican seriamente la salud (la consecuencia inmediata es una cetosis) y los kilos perdidos se recuperan pronto. Una alimentación errónea, muy pobre en calorías, puede también provocar un engorde mayor en poco tiempo, ya que el organismo carente de los principios nutritivos esenciales se defiende bajando el metabolismo.

Esto tiene como fin el lograr que los pocos nutrientes que se ingieran se asimilen y no se quemen, lo que lógicamente producirá un nuevo engorde. Muchísimas personas que acusan este síntoma suelen confesar que cada vez comen menos, lo que es cierto; que pasan un hambre atroz y que aún incluso engordan. Si alguien con sentido común les dijera que precisamente engordan por no comer, a buen seguro que no le harían caso, pero es cierto.

Nuestro organismo humano es tan sabio que ante todo está la supervivencia y nada mejor para asegurarla que bajar el metabolismo cuando no se ingieren alimentos.

Pero es que para bajar de peso no hay que pasar hambre, ni perder energía, ni quedarse anémico. Se puede bajar de peso y ganar un campeonato deportivo, lo mismo que comenzar una época libre de depresiones y con gran claridad mental.

Pero, ¿por qué se engorda?

Son diversos los factores que se barajan:

- La herencia parece ser un factor importante, ya que incluso hijos adoptados por padres delgados acaban siendo gordos si sus padres naturales lo eran.
- Lo que con toda seguridad se heredan son los malos hábitos alimenticios y, si los padres son gordos a causa de una serie de errores en la comida, los hijos con toda seguridad acabarán gordos si comen lo mismo. Éste es el factor más importante para terminar siendo gordo en la madurez. El desayuno con cacao soluble, los bocadillos de embutidos o jamón serrano, los quesitos, los donuts y mil y un dulces ricos en grasas son la causa para que esos niños terminen gordos en pocos años.
- El sedentarismo, el automóvil, la televisión y el trabajo cada vez más mecanizado, incluido el del hogar, han reducido el gasto calórico y, al no reducirse simultáneamente la ingesta alimentaria, se aumenta de peso.
- Otros factores también a tener en cuenta son el aburrimiento, la soledad, la tristeza, la falta de estímulos y las frustraciones. Todas ellas suelen traer un aumento en las necesidades calóricas, ya

que se ha demostrado que una hiperglucemia mitiga esas anomalías.

- Y por último la edad. Las necesidades energéticas disminuyen, la vida cada vez se torna más lenta, el bienestar económico suele llegar también en la madurez, hay menos trabajo en el hogar y fuera de él, y el cuerpo tiende a ensancharse, hacerse menos ágil y acumular grasa con demasiada facilidad. También influyen los cambios hormonales, especialmente en la mujer.

Se ha comprobado que mientras en la juventud la grasa corporal es de un 15 por 100, a los setenta y cinco años aumenta al 30 por 100. Así mismo, disminuye la proporción de hueso y la del agua extracelular, lo que motiva la descalcificación y las arrugas.

Por todo ello, luchar contra la obesidad es una labor que nos debe llevar toda la vida, ya que es difícil evadirse de las leyes de la termodinámica corporal.

Mantenernos delgados

Una vez conseguidos los kilos que deseamos (posteriormente veremos cuál es la manera correcta), lo importante es no volver a recuperar lo perdido, algo que según la Asociación Americana contra el Cáncer, la solución está en una dieta rica en hidratos de carbono y pobre en grasas animales.

Si de lo que se trata es de perder peso y ganar salud, nada mejor que tomar una alimentación saludable consistente en hidratos de carbono integrales, frutas y verduras *del tiempo,* abundante agua, lácteos desnatados, pescados y algo de pollo. Como es fácil de ver, nada más lejos de una alimentación restrictiva, con la cual se pasaría hambre y se perdería salud.

Nuestros amigos los hidratos de carbono

Uno de los errores mantenidos durante mucho tiempo fue asegurar que los hidratos de carbono no consumidos se transformarían en grasa. Nada más lejos de la verdad, ya que está comprobado que la grasa acumulada proviene casi exclusivamente de la grasa ingerida.

Consultadas muchas personas obesas, replican que ellos no comen apenas grasas, pero ante nuestra insistencia y duda dicen que al hablar de grasas se refieren a los aceites vegetales. «Cocino todo a la plancha, no utilizo aceite.» Está claro que confunden grasas con grasas.

Las grasas de procedencia vegetal -aceites o frutos secos- contienen las saludables grasas insaturadas o poliinsaturadas, altamente recomendables para mantener la salud y que, además, no engordan, aunque tengan calorías. Al ser de naturaleza líquida, permanecen estables en el torrente sanguíneo sin depositarse, se mezclan con el resto de los nutrientes fácilmente y se incorporan a la cadena energética en poco tiempo.

Algo que también ha quedado demostrado es que el cuerpo no fabrica grasa a partir de los hidratos de carbono o de las proteínas, a no ser que vengan adulterados con grasas animales, cosa bastante corriente en el pan de molde, la bollería o las pastas italianas. Un estudio realizado con seriedad demostró que un consumo de dos mil calorías exclusivamente basado en hidratos de carbono, produjeron solamente ochenta y un gramos de grasa en las primeras diez horas. Un día después, las personas habían perdido más grasa corporal, ya que habían consumido las dos mil calorías más las ochenta y una de la grasa, todo ello sin especiales esfuerzos físicos.

La explicación es que los hidratos de carbono son alimentos con metabolismo muy rápido y completo, mientras que las grasas saturadas tardan muchas horas en entrar en la cadena energética, son de combustión muy lenta, dejan residuos perjudiciales y se acumulan en los tejidos, no se mueven. Una vez más, la hipótesis de que el ser humano no debería comer carne de animales similares a él, como son los mamíferos, queda demostrada. Cuando más lejos bioquímicamente esté una especie de nosotros, mejores alimentos constituyen.

Otro factor que contribuye a considerar a los hidratos de carbono como un buen alimento, es que se consume más energía para convertirlos en grasa que para la misma grasa. O sea, para acumular grasa en los tejidos se necesitan pocas calorías, ocho veces menos.

Si tenemos en cuenta la tendencia alimentaria de las personas, veremos que el aumento de carne ha sido algo exagerado, en detrimento de los hidratos de carbono refinados o integrales, lo que ha provocado un engorde de la población mundial exagerado e imparable. Solamente aquellas poblaciones que tienen los cereales como principal fuente alimenticia siguen conservando una fisonomía delgada.

Para adelgazar y mejorar la salud, la restricción de las grasas animales es el mejor remedio, aunque los beneficios no se noten inmediatamente. La grasa tiene una capacidad casi ilimitada para acumularse en todos los rincones de nuestro cuerpo, y movilizarla y quemarla no es tarea fácil. De todas maneras, prescindir totalmente de la grasa animal es difícil, en parte porque está presente en la mayoría de los alimentos industriales y en parte porque dan buen sabor a los alimentos.

Pero un deportista que cambie su alimentación estará más delgado y rendirá mucho más en su deporte. El exceso de calorías procedentes de los hidratos de carbono es utilizado por el sistema nervioso y provoca un aumento de la llamada «grasa marrón», la cual es sumamente beneficiosa para el desarrollo muscular y no engorda.

¿Estamos gordos o no?

¿Y cómo averiguar si estamos gordos? Lo primero que hay que desterrar es la idea de la báscula y la estatura, pues esta es la peor manera de saber si estamos gordos.

Una simple ojeada a nuestro cuerpo en un espejo es la mejor prueba para saber si nos sobran o nos faltan kilos. Hay personas aparentemente delgadas, de cara muy afilada y piernas flacas que, sin embargo, muestran un estómago prominente, abundante celulitis en las nalgas e impresionantes michelines.

Mientras estas personas permanecen vestidas pueden dar la impresión de estar delgadas y ser la envidia de los obesos, pero ponerlas un simple traje de baño y aparecerá la verdad: su obesidad no es generalizada, sino localizada, pero obesidad al fin. Si esa persona acude al médico es muy probable que le diga que su peso es correcto e incluso inferior al «normal» pues su tabla de pesos y medidas así se lo dirá, aunque sea una conclusión errónea.

Existen dos tipos básicos de obesidad, a saber: obesidad androide en la que predominan los depósitos en la mitad superior del cuerpo, abdomen, cuello y hombros, siendo la más frecuente en hombres. Puede estar relacionada con los niveles de hormonas andrógenas o corticosteroides. La otra se denomina obesidad ginoide, más frecuente en mujeres y que afecta a la mitad inferior del cuerpo, caderas y muslos. Aunque no se coma mucho, la fisonomía de la mujer suele acumular grasas en esas zonas, ya que su producción de estrógenos facilita la formación del tejido adiposo.

Averigüemos nuestro peso correcto

Nuestro peso correcto sería, en principio, dividiendo nuestro peso en kilogramos por el cuadrado de nuestra estatura en metros, existiendo tablas para calcular nuestro volumen corporal.

Otras fórmulas se calculan así: 50 + 0,75 x (talla -150)

O también: talla -100

¿Y si adelgazamos demasiado?

- Una persona se puede considerar verdaderamente delgada si reúne estas condiciones:

- Haber perdido recientemente más del 20 por 100 de su peso.
- El grosor del pliegue cutáneo del tríceps es menor de diez milímetros en los varones y de trece en las mujeres. Valores inferiores a nueve milímetros son indicios claros de desnutrición.
- La circunferencia de su brazo es inferior a veintitrés centímetros en los varones y veintidós en las mujeres.
- Una persona bien nutrida, y sin que padezca obesidad, tendrá los siguientes valores aproximados:
- Grosor del pliegue cutáneo del tríceps: 14 mm.
- La albúmina sérica en sangre será de 4,8 g/dl y la transferrina sérica de 250 mg/dl.

Algunos signos de desnutrición

La pérdida de peso puede llegar a alcanzar el 50 por 100 en los adultos, siendo la pérdida máxima en hígado e intestinos, moderada en el corazón y riñón, y mínima en el sistema nervioso. Desaparecen las masas musculares más grandes y se hacen visibles los huesos. La piel se vuelve fina, seca, pierde elasticidad, está pálida y fría.

La temperatura puede descender de los 360 y el cabello se cae con facilidad. Puede haber un descenso de las pulsaciones, así como de la tensión arterial, y la frecuencia de las respiraciones está disminuida. Aparece apatía, irritabilidad, poca capacidad de trabajo y pérdida del apetito sexual.

Todas, o algunas de estas anomalías, arruinarían seriamente la carrera de un deportista. Bajar de peso un deportista es el mayor de los errores, mucho más si se pretende hacerlo un mes antes de la confrontación, ya que su rendimiento bajará sensiblemente.

Si es necesario perder peso por competir en una categoría inferior, deberán ponerse los medios varios meses antes de la prueba.

Efectos secundarios de los medicamentos y su relación con la obesidad

Sabemos que muchas obesidades están producidas por medicamentos y, para una mejor orientación, he aquí los más habituales.

Se nombra el principio químico, no el nombre comercial.

Estimulan el apetito:

Alcohol, insulina, esteroides (se utilizan para aumentar la masa muscular), hormonas tiroideas, psicotropos (antidepresivos) y antihistamínicos (antialérgicos)

Entre los productos naturales los principales son: Cuasia amarga, genciana, extracto de alcachofa, ajenjo, jengibre, vitaminas B.

Disminuyen el apetito:

Anfetaminas, pemolina, indometacina, glucagón, morfina, ciclosfosfamida, digital.

Productos naturales: Fibras en general (goma guar, agar-agar), algas, spirulina, fucus o kelp.

Provocan mala absorción:

Antibióticos en general (afectan a la flora intestinal), ácido p-amino salicílico, indometacina, parafina líquida, fenindiona.

Productos naturales: abuso de salvado, hojas de sen y en menor medida, la cáscara sagrada y la frángula.

Producen hiperglucemia:

Analgésicos, diuréticos, fenotiacidas y cumarinas.

Provocan hipoglucemia:

Sulfamidas, ácido acetilsalicílico, fenacetina, beta bloqueadores, IMAO, fenilbutazona, barbitúricos.

Productos naturales: Copalchi, travalera y en menor medida las vainas de judía y la alcachofa.

Aumentan la concentración de lípidos en sangre:

Anticonceptivos orales, corticoides, clorpromacina, tiouracilos, hormona del crecimiento, vitamina D.

Aumentan la masa muscular:

Esteroides, andrógenos, coenzima B- 12.

Productos naturales:

Alholvas, polen, germen de trigo, jalea real, aminoácidos de cadena larga, octacosanol.

Disminuyen la masa muscular y el metabolismo proteico:

Tetraciclinas, cloranfenicol y corticoides.

EL TRATAMIENTO

Aunque es algo que se dice siempre, es lógico repetirlo: no hay fórmulas mágicas para adelgazar, no hay remedios que valgan para todo el mundo, ni es tarea fácil perder kilos.

El peso acumulado durante largo tiempo cuesta perderlo, quizá no tanto como ganarlo, pero casi. Los kilos ganados con prontitud a causa de unas vacaciones, enfermedad o algún banquete, son más fáciles de eliminar que aquellos que se han ganado a fuerza de años de errores y comilonas.

El objetivo del tratamiento no es obligar al organismo a que utilice como energía los kilos acumulados, sino más bien a que no siga acumulando materia grasa. Una vez logrado esto, ya sólo nos queda eliminar poco a poco lo que nos sobra, y para eso hay varias soluciones que se pueden resumir en dos básicas: ejercicio y dieta. Matizando aún más, ejercicio moderado y adecuado a cada persona, y dieta saludable, energizante y eliminadora.

El ejercicio debe ser ante todo moderado en intensidad y la duración puede extenderse todo lo que la persona quiera, pero procurando por encima de todo no fatigarse. Se trata de ir poco a poco acomodando el cuerpo a nuevas actividades y para no dañarlo hay que ir poco a poco. De nada nos valen fuertes sudores los primeros días, con desvanecimientos y agujetas incluidos, si tenemos que suspender el entrenamiento para recuperar fuerzas. Un ejercicio realizado con brutalidad, tratando de seguir el ritmo de otras personas más veteranas, conducirá a un deterioro de la salud, menor fuerza física y un enflaquecimiento de zonas que quizá no deseemos que pierdan volumen, como pueden ser los brazos, el pecho o los hombros.

Tampoco hay que confundir ejercicio con deporte. Este último tiene como finalidad competir con otras personas y tratar de ganarlas, nada más lejos de una actitud saludable. Debemos hacer ejercicio, no deporte, y no tenemos que competir con nadie, ni siquiera con nosotros mismos. No caigamos en el error de pretender hacer cada día más movimientos y más tiempo.

Un día podremos entrenar una hora sin problemas y otro día apenas conseguiremos llegar a los veinte minutos. Cada entrenamiento deberá ser diferente al otro.

Una última advertencia: con ejercicio es posible que no perdamos kilos, pero lo que sí es seguro es que la figura mejorará, la cintura adelgazará y nuestro aspecto estará más joven y fuerte .. aunque no perdamos peso.

Una dieta sin ejercicio es un error. Nadie puede pretender mejorar su aspecto y vitalidad sin un adecuado ejercicio físico.

Hay otros remedios complementarios como la sauna, el masaje, la presoterapia, las cremas adelgazantes, etc. No son inútiles, ayudan a mejorar, pero son un complemento. Pretender adelgazar utilizando un jabón basado en algas o beber el agua que adelgaza porque es baja en socio, es demasiada ingenuidad.

Los suplementos dietéticos

En cualquier establecimiento de herbodietética podréis encontrar una gran variedad de preparados comerciales que os ayudarán a perder algunos kilos, pero que apenas serán eficaces sino os ayudáis con la dieta y el ejercicio.

Todo junto, alimentación saludable, ejercicio y suplementos, os llevará a una esbelta figura.

Lo más utilizado actualmente son los comprimidos a base de algas, siendo los más conocidos la spirulina, el fucus, las laminarias, las kelp, las kombu, la glucomanana y el agar-agar. Como reductora del apetito por excelencia tenemos a la spirulina, ya que actúa en el centro hipotalámico del apetito y lo frena moderadamente. Es importante consumirla media hora o una hora antes de las comidas y su efecto se va notando poco a poco, no el primer día.

El fucus y las laminarias son también efectivas para activar el metabolismo -son muy ricas en yodo-, aunque no frenan el apetito. Se pueden tomar antes o en medio de las comidas. Las otras, kelp y kombu, son algo menos eficaces, aunque ayudan y se pueden utilizar como aditivo para los guisos, ya que dan buen sabor.

El agar-agar reduce también el apetito si se toma antes de las comidas, ya que se hincha en presencia de líquido y nos da la impresión de que ya hemos comido. Se pueden hacer con ellas ensaladas mixtas muy ricas, algo que ya se hace en los restaurantes chinos.

Entre las hierbas utilizadas para adelgazar tenemos a las laxantes, como el sen (poco recomendable), la frángula o la cáscara sagrada. Las adelgazantes, como la malva; las diuréticas tipo estigmas de maíz o rabos de cereza, que ayudarán a eliminar la celulitis, o las depurativas, como la bardana o el diente león.

Hay también oligoelementos, como la mezcla cinc-ní-quel-cobalto, que reduce el apetito de media mañana; los aminoácidos arginina y ornitina, que metabolizan las grasas; la L-carnitina, que las quema para proporcionar energía, y la lecitina, que emulsiona las grasas favoreciendo su eliminación.

Cualquiera de estos suplementos, o la mezcla de varios de ellos, puede ser muy útil y hasta imprescindible si queremos hacer una dieta perfecta.

La dieta equilibrada

Principios básicos a tener en cuenta:

- Las dietas drásticas no son eficaces a largo plazo.
- Al principio se pierde más peso que posteriormente.
- Hay que suministrar suficientes hidratos de carbono, proteínas y ácidos grasos esenciales.
- Tiene que hacerse individualmente. No vale adelgazar en familia.
- La mejor dieta es la que elaboramos nosotros mismos. Si la que nos proporciona el dietólogo está escrita ya en un papel impreso hay que rechazarla. Lo que se hace para todos no vale para nadie.
- Es importante modificar nuestros hábitos alimenticios de una manera definitiva, para siempre. No se trata de sacrificarnos unos meses, sino de disfrutar con una alimentación saludable toda la vida.

Vamos a elaborar la dieta, nuestra dieta. Se prohíben tajantemente:

- La carne de cerdo y la de cordero, así como los embutidos, jamón y patés.
- Todo dulce que no sea integral, especialmente los que tengan crema.
- El chocolate, el cacao soluble y las legumbres.
- La leche entera y los refrescos.

Se beberá solamente agua, pero en la cantidad que apetezca.

Se puede endulzar la leche descremada con fructosa,

evitando la sacarina, que es un producto químico perjudicial.

Se beberá en ayunas zumo de limón diluido.

La fruta la tomaremos mejor entre comidas y con preferencia la piña natural, las fresas, las manzanas y las peras.

Se cenará solamente ensalada. Para ir a la cama no hacen falta muchas calorías y la lechuga con algo de cebolla ayuda a dormir.

Clasificación de los alimentos

Con el fin de no proporcionar largas listas de los alimentos y sus nutrientes, difíciles de manejar, resumiré las propiedades alimenticias de cada grupo:

Verduras con un 10 por 100 de hidratos de carbono: Zanahoria, alcachofa, coles de Bruselas, remolacha, cebolla.

Hasta un máximo del 6 por 100 en hidratos de carbono: judías verdes, puerros, nabos, acelgas, berenjenas, coliflor, espárragos, champiñones y pimientos.

No más del 3 por 100 de hidratos de carbono: Lechuga, escarola, espinaca, rábano, pepino, apio, tomate, endibia, calabacín.

No aportan energía y son adecuadas para adelgazar.

Frutas con más del 10 por 100 de hidratos de carbono: Manzana, higo, uva, cereza, plátano. Son muy energéticas.

Hasta el 10 por 100 en hidratos de carbono: Mandarinas, piña, papaya, pera, naranja, melocotón, ciruela, albaricoque.

Menos del 8 por 100 de hidratos de carbono: Fresa, pomelo, melón, sandía, frambuesa. Aportan muy pocas calorías. Son adelgazantes.

Carnes:

Son carnes pobres en grasa:

- Ternera (menos la costilla), buey, pollo, pavo, codorniz, pato y conejo. Del cerdo: el jamón york, el hígado y los riñones, ambos muy perjudiciales para la salud.

Son carnes semigrasas:

- Lengua de ternera, lomo y muslo de buey, jamón serrano, carne picada de cerdo y pollo con piel.
- Las carnes muy grasas son:
- La costilla de buey, chuletas, salchichas y embutidos del cerdo y la mayoría del cordero. Nunca se deberían comer ya que son perjudiciales para la salud, no aportan energía y engordan.

Pescados y mariscos:

- Son pobres en grasa:
- Calamar, sepia, pulpo, almeja, ostra, gamba, mejillón y percebe.
- Son semigrasos:
- Sardina, pez espada, bonito, arenque, cangrejo y centollo.
- Son muy grasos (aunque esta grasa es rica en ácidos Omega 3, por tanto, altamente saludables):
- Salmón, caballa, angula, anchoa, atún, sardina en aceite.
- Este grupo es bastante energético y, aunque

puede engordar, no causa problemas de salud.

Ejemplos de dietas, según las calorías

Dieta de 500 calorías:

Son dietas para bajar rápidamente de peso y sustituyen al ayuno total, ya que mucha gente, a causa de su trabajo o estado de salud, no pueden permitirse el carecer un día entero de alimentos. Son adecuadas para los fines de semana, para vacaciones o períodos de descanso, y nunca se deben seguir quince días antes de una competición deportiva, ni siquiera los días de entrenamiento. Tampoco hay que simultanearlas con la sauna o los masajes.

Desayuno: Leche desnatada con achicoria o café, dos tostadas integrales y un quesito desgrasado.

Comida: Espinacas cocidas al vapor, merluza al horno y zumo de frutas.

Merienda: Concentrado de proteínas de soja.

Cena: Ensalada de lechuga y tomate, dos frutas pequeñas.

Dieta de 1 000 calorías:

Son las más utilizadas para bajar rápidamente de peso, pero si se mantienen más de quince días seguidos se corre el riesgo de enfermar.

Pueden realizarse en días alternos con una alimentación normal, pero hay que tomar suplementos vitamínicos y minerales.

Desayuno: Leche descremada con café o achicoria, tres tostadas integrales con algo de mermelada baja en calorías.

Media mañana: Zumo de frutas o té de Ginseng con un par de galletas de salvado.

Comidas: Endibias en ensalada, filete magro con champiñones y una pera.

Merienda: Tres tostadas integrales con algo de mermelada.

Cena: Acelgas cocidas con una patata al vapor, salchichas vegetales y una naranja.

Dieta de 1.500 calorías:

La dieta más racional para llevarla varios días, aunque igual que con la otra alguna comida se realizará con normalidad, mucho más si se pasa hambre.

No mantenerla más de veinte días seguidos.

Desayuno: Leche desnatada con malta, zumo de frutas, pan integral tostado y algo de mermelada.

Media mañana: Té normal o de Ginseng o café con una pizca de leche.

Comida: Arroz blanco en salsa de tomate, ensalada de lechuga y tomate, pollo cocido al horno y una naranja.

Merienda: Un yogur desnatado y cuatro galletas integrales.

Cena: Una sopa integral vegetal, alcachofas rellenas de **carne** de soja, algo de pan integral y una manzana.

Dieta de 3.000 calorías:

Desayuno: Leche semidescremada con café y azúcar o mejor fructosa. Pan integral con mantequilla, mermelada y miel.

Comida: Hortalizas y una ensalada con aceite de oliva. Pescado con patatas y un huevo duro. Un poco de queso, pan integral y frutas. Café con leche.

Cena: Sopa. Pescado con guarnición vegetal. Ensalada de lechuga. Algo de queso y fruta.

Dieta de engorde con 4.000 calorías:

Desayuno: Café con leche y azúcar. Pan con mermelada y mantequilla. Zumo de frutas.

Comida: Ensalada de tomate, lechuga y remolacha. Un huevo duro con carne de pollo y guarnición de patatas al vapor. Queso y frutas.

Cena: Arroz o sopa de tomate. Ensalada de endibias con queso. Tarta de frutas.

Dieta normalizada para deportistas:

Contiene aproximadamente tres mil doscientas calorías y la digestión se realiza con bastante prontitud.

Desayuno: Tapioca o copos de avena con leche descremada con fructosa o miel. Bizcochos o galletas integrales con mermelada de fresas y margarina. Zumo de naranja con su fibra incluida. Té normal, café o té de Ginseng.

Comida: Judías verdes o ensalada, pescadilla al vapor, arroz cocido con tomate, queso fresco y una pera rallada.

Merienda: Té con miel, un yogur y algunas galletas integrales.

Cena: Puré de patatas y zanahorias, pollo asado, lechuga, un pastel integral y zumo de frutas con la pulpa.

Otros ejemplos de comidas saludables y energéticas pueden ser: Puerros con vinagre y cebolla, carne vegetal en salsa, menestra de verduras, algo de queso fresco y una ciruela.

Una cena también muy digestiva y reconfortante sería: Sopa vegetal, pescado cocido, ensalada de patatas cocidas al vapor, pastel integral y una pera rallada o manzana cocida.

Dieta vegetariana

Estos ejemplos de comidas son muy indicados para aquellas personas que, queriendo adelgazar, pretenden también cambiar sus hábitos alimenticios y pasarse a una alimentación natural. Esta dieta, así mismo, es muy depurativa y pobre en calorías.

Desayuno: Un yogur endulzado con miel y una cucharadita de zumo de limón. Podemos añadir copos de avena y manzana picada. Muy indicado para antes de hacer deporte.

Comida: Un filete de pescado con una guarnición de calabacín, berenjena, tomate y cebolla. De postre, una manzana.

Cena: Ensalada de endibias y nueces picadas. De postre, manzana, pomelo y pan integral.

Otros ejemplos de dieta vegetariana

Comida: Dos patatas asadas grandes con pimientos fritos. De postre, piña o fresas.

O también:

Espaguetis integrales aderezados con pimientos rojos y verdes, calabacín, berenjenas, tomate y champiñones. De postre, manzana, pera o melón.

1.4 MINERALES Y OLIGOELEMENTOS

Todos los minerales que se nombran a continuación se pueden encontrar sin problemas en cualquier tienda de herbodietética, evitando, por tanto, la ingestión de minerales inorgánicos sumamente perjudiciales para la salud.

Los minerales asimilados en levadura son los más adecuados, tanto por su efectividad como por la ausencia de efectos secundarios.

Azufre

La mayor parte del azufre corporal (100 gramos) se encuentra formando parte de los aminoácidos cistina, cisteína, metionina y taurina, este último de gran importancia en el desarrollo neuronal y muscular. También lo podemos encontrar unido a la vitamina D láctea, a la vitamina B-1, a la biotina, al glutatión y a la coenzima A.

Misión

Síntesis del colágeno, queratina, insulina y heparina. Favorece la secreción de la bilis. Ayuda a mantener el aporte de oxígeno. Mantiene la buena salud de uñas, piel y pelo.

Utilidad deportiva

Ninguna en especial.

Calcio

Es el mineral más abundante y el 99 por 100 está depositado en huesos y dientes.

Misión

Desarrollo del sistema óseo en los niños. Regula el ritmo cardíaco. Interviene en la coagulación sanguínea. Regula el Ph sanguíneo. Imprescindible en la contracción muscular. Modera la excitabilidad nerviosa. Reduce la producción de histamina y controla el exceso de colesterol

Utilidad deportiva

Previene las alteraciones articulares. Ayuda a combatir los calambres. Favorece la cicatrización de las fracturas óseas. Mejora la contractura muscular.

Cinc

Misión

Imprescindible en la respiración de los tejidos. Colabora en la formación de la insulina, líquido prostático, hormonas hipofisarias y adrenales, así como en la maduración de testículos y ovarios.

Favorece la producción de esperma y el desarrollo del óvulo.

Facilita el crecimiento celular y los mecanismos de defensa.

Interviene en la formación del pelo, uñas y piel.

Colabora en el crecimiento del niño y su desarrollo mental.

Utilidad deportiva

Fatiga, apatía mental, sobre todo si van unidas a caída del pelo y manchas blancas en las uñas.

Carácter hostil.

Mala curación de heridas y fracturas.

Cobalto

Forma parte integral de la vitamina B- 12.

Misión

Necesario para el mantenimiento de los glóbulos rojos.

Interviene en la síntesis de los aminoácidos metionina, colina y creatina.

Regula el sistema neurovegetativo.

Va unido al yodo y contribuye a la formación de las hormonas tiroideas.

Utilidad deportiva

Favorece la circulación de retorno, evitando por tanto la pesadez de piernas y los calambres por mala circulación o estancamiento.

Evita los gases intestinales y la hiperexcitabilidad.

Cobre

Misión

Favorece la absorción del hierro y ayuda a la formación de hemoglobina. Interviene en la pigmentación de piel y pelo. Estimula la formación de anticuerpos y las defensas orgánicas. Evita la excesiva coagulación sanguínea. Estimula la glándula tiroides. Posee una acción antirreumática y anticancerosa. Mejora el funcionamiento endocrino en general.

Utilidad deportiva

Afecciones en general de las articulaciones y los huesos, incluso el desgaste prematuro. Desviaciones de columna. Obesidad a causa de mal funcionamiento endocrino.

Cromo

Es un mineral esencial, ya que evita la mayoría de las enfermedades degenerativas del ser humano.

Misión

Ayuda a regular los niveles de glucosa en sangre. Reduce el exceso de colesterol. Ayuda al transporte de hierro por el organismo. Mejora la síntesis del glucógeno. Aumenta la concentración del colesterol útil (HDL) Estimula la síntesis de los neurotransmisores.

Utilidad deportiva

Deportistas con bajadas de azúcar. Necesario para aquellos deportistas que toman habitualmente suplementos de glucosa.

Fósforo

Es el segundo mineral más abundante en el cuerpo humano, estando muy vinculado al calcio, especialmente en la formación de huesos y dientes.

Misión

Junto con los carbohidratos, ayuda a la producción de la energía, mediante la formación del ATP.

Responsable en la transmisión genética.

Evita la acumulación de grasas saturadas al formar parte de los fosfolípidos.

Participa en la síntesis de las proteínas.

Utilidad deportiva

Respiración irregular.

Debilidad muscular y entumecimiento de las extremidades.

Fracturas de repetición.

Dolores de espalda.

Germanio

Está muy distribuido por todos los tejidos, especialmente en las mitocondrias.

Misión

Regula el aprovechamiento del oxígeno y ayuda a su fijación.

Estimula la formación de anticuerpos.

Combate los dolores del cáncer.

Es antioxidante general.

Utilidad deportiva

Cuando exista poca capacidad pulmonar.

Poca capacidad para estar atento.

Envejecimiento prematuro por exceso de trabajo.

Dolores articulares crónicos.

Está concentrado especialmente en la sangre, combinado con ciertas proteínas.

Misión

Combinado con el cobre, forma el pigmento que colorea los hematíes.

Proporciona vigor y buena capacidad respiratoria.

Evita la anemia y favorece el crecimiento.

Utilidad deportiva

Fatiga pronta y dificultad respiratoria.

Pulso acelerado, palpitaciones y soplos cardíacos funcionales, muy habituales en deportistas.

Contusiones.

Mujeres deportistas con período abundante.

Magnesio

Es el cuarto mineral más abundante en el cuerpo humano, estando distribuido en los huesos y los tejidos blancos.

Misión

Necesario en la formación de las vitaminas del complejo B, la C y la E.

Interviene en la conversión de la clorofila en energía.

Actúa juntamente con el calcio en la formación de los huesos y cartílagos.

Es esencial en la transmisión nerviosa y el relajamiento muscular.

Mantiene estable la temperatura corporal, el colesterol sanguíneo y los niveles de azúcar.

Interviene en el metabolismo de las proteínas y la formación de hormonas.

Utilidad deportiva

Mala dificultad para aprender y concentrarse.

Temblores, mala coordinación muscular y calambres.

Contracturas musculares frecuentes.

Exceso de actividad.

Vértigos y mareos en los giros.

Fracturas frecuentes o desgastes de cartílagos (meniscos).

Dolor de espaldas, especialmente de los músculos del cuello.

Manganeso

Es el oligoelemento más importante de todos al intervenir en la mayoría de las reacciones enzimáticas.

Misión

Activa el metabolismo de las vitaminas.

Participa en la formación de la sangre, la producción de hormonas tiroideas, el aprovechamiento de las proteínas, hidratos de carbono y grasas, así como ayuda a mantener los niveles de colesterol.

Mantiene la producción de hormonas sexuales, participa en el crecimiento intrauterino del feto y en la buena nutrición del sistema nervioso.

Estimula la producción del glucógeno.

Interviene en el ciclo de Krebs.

Mitiga las alergias.

Utilidad deportiva

Previene la astenia muscular.

Potasio

Es el elemento principal en el agua del interior de las células y se halla vinculado estrechamente con el sodio.

Cada vez que utilizamos un músculo o nervio, el potasio sale de las células.

Misión

Regula el contenido de agua de todo el organismo.

Necesario en la contracción muscular.

Favorece la síntesis de las proteínas y la conversión de glucosa en glucógeno.

Normaliza el ritmo cardíaco y la tensión arterial.

Estimula a los riñones a que eliminen agua y residuos.

Colabora en la producción de energía y la transmisión del impulso nervioso.

Necesario para que se realicen los movimientos peristálticos.

Utilidad deportiva

Imprescindible cuando se suda mucho.

Debilidad muscular, confusión mental y malos reflejos.

Sed intensa.

Arritmia, calambres, irritabilidad y somnolencia.

Selenio

Aunque en su estado mineral es tóxico, en forma natural --orgánica-- es inofensivo y un valioso aliado para la salud y la longevidad.

Misión

Asegura el buen desarrollo muscular y genital.

Estimula los mecanismos de defensa y evita la toxicidad de los metales pesados.

Necesario para el buen funcionamiento cardíaco.

Evita la formación de radicales libres gracias a su papel antioxidante.

Imprescindible para asegurar la eficacia de la vitamina E y la producción de la coenzima Q-10.

Utilidad deportiva

Evita el envejecimiento prematuro, sobre todo de las articulaciones.

Favorece la elasticidad y evita las atrofias musculares.

Necesario para el desarrollo muscular, sobre todo después de una lesión o período de inactividad.

Silicio

Es un oligoelemento muy necesario para el hombre, formando parte de arterias, tendones, tráquea, piel, tejido conjuntivo, cabello, ojos y colágeno.

Misión

Ayuda a la formación de los tejidos duros, como son los huesos, tendones, pelo, córnea, cartílagos, uñas, etc.

Mantiene las paredes arteriales elásticas, controla el exceso de colesterol y regula la presión arterial.

Utilidad deportiva

Evita que cristalice el líquido sinovial y mantiene por tanto la integridad de las articulaciones, evitando que se hinchen.

Favorece la elasticidad y evita los desgarros de ligamentos.

Impide las fracturas de repetición y favorece la curación

de las ya declaradas.

Favorece el crecimiento, evita la ciática.

Sodio

En esta ocasión lo vamos a estudiar unido al cloro (cloruro sódico), ya que es la forma en que podemos disponer de él, bien sea como sal marina o en tabletas dietéticas.

Misión

Regula el balance del agua, impidiendo la eliminación excesiva.

Colabora en las contracciones musculares, la transmisión del impulso nervioso y la función cardiaca.

Ayuda al transporte de los aminoácidos, la glucosa y la producción de energía.

Necesario en la digestión y el mantenimiento de la presión arterial.

Regula la concentración de los minerales y la eliminación del dióxido de carbono.

Utilidad deportiva

Fatiga, cansancio muscular y agotamiento, sobre todo en épocas de calor o fuerte entrenamiento.

Sudoración excesiva, deshidratación o golpe de calor.

Contracciones musculares, calambres.

Ojos hundidos, piel seca, neuralgias y taquicardias.

Tensión arterial baja, poca elasticidad y mala digestión de los hidratos de carbono.

Yodo

Se encuentra concentrado especialmente en la glándula tiroides.

Misión

Esencial para el metabolismo.

Ayuda a que el organismo queme las grasas.

Decisivo en la madurez intelectual de los lactantes.

Favorece el crecimiento.

Estimula la síntesis del colesterol y la absorción de los hidratos de carbono.

Utilidad deportiva

Obesidad.

Sensibilidad al frío.

Reacciones muy lentas, apatía, torpeza mental y nerviosismo.

Pérdida de vigor.

1.5 AMINOÁCIDOS CON APLICACIÓN ESPECIAL EN EL DEPORTE

Aminoácidos ramificados

Se dice que el ser humano necesita al menos ocho aminoácidos llamados esenciales, los cuales deben ser aportados a través de la dieta, ya que los otros se pueden sintetizar orgánicamente. Aunque esto no es totalmente cierto, ya que incluso podemos tener carencias de los no esenciales, parece útil con vistas al deporte utilizar solamente los esenciales y algunos de ellos en especial.

El aporte extra de proteínas es actualmente la tendencia más extendida y, aunque carente de sentido lógico, nadie parece que va a dar marcha atrás. Este exceso de proteínas genera numerosos problemas de salud a medio plazo y quizá sería más conveniente, de seguir utilizándolas, consumir las procedentes de la soja o utilizar mezclas adecuadas de aminoácidos. Estas dos soluciones producen menos efectos secundarios y el resultado a nivel muscular es el mismo.

De entre los aminoácidos más eficaces para el desarrollo muscular hay que seleccionar aquellos llamados ramificados o de cadenas dependientes.

La **leucina, isoleucina** y **valina** son tres aminoácidos esenciales con una estructura molecular muy peculiar que les hace especiales.

Administrados en deportistas con gran desgaste físico,

impiden el deterioro físico general y en especial el muscular. También se ha demostrado que evitan la degeneración corporal en las enfermedades infecciosas e incluso pueden retrasar la degeneración rápida de los cancerosos.

Poseen una acción muscular similar a las hormonas anabolizantes y, sin tener efectos secundarios, ayuda a mejorar las marcas deportivas y a desarrollar la musculatura. Se sabe que producen un fuerte anabolismo y facilitan la creación de energía.

Para que estos aminoácidos sean efectivos es necesario que se administren en forma levógira, pudiéndose diferenciar de los otros en que llevan la letra L antes del nombre del aminoácido.

Estos aminoácidos se saben que son glucogénicos y, por tanto, productores de glucosa y también de la coenzima A, pero que mediante su administración no se producen los temibles piruvatos, los cuales alteran la función renal y producen cansancio prematuro en los deportistas. Son, por tanto, energéticos, pero sin que tengan un catabolismo negativo.

De todos los aminoácidos conocidos, son los ramificados los que se absorben antes, llegando a constituir el 70 por 100 del total de aminoácidos metabolizados en el hígado. Tienen una gran apetencia por los músculos y se fijan a los pocos minutos en ellos, lo que, unido al ejercicio de musculación adecuado, produce ganancias en fuerza y volumen importantes.

La leucina en particular aumenta la producción de insulina y ayuda a que las células tengan más glucosa disponible para el ejercicio. También ayuda a conducir hasta los músculos el resto de los aminoácidos, los cuales serán usados igualmente para el desarrollo y la reparación de los tejidos.

Hay dos condiciones imprescindibles para que los aminoácidos ramificados sean eficaces: la primera, que se administren los tres juntos y en forma L; la segunda, que se utilicen por lo menos media hora antes del ejercicio. Si se toman después son menos eficaces. También sería interesante tomar suplementos del resto de los aminoácidos de cuando en cuando, para evitar desequilibrios.

OTROS AMINOÁCIDOS IMPORTANTES

Arginina

Es uno de los aminoácidos que forman parte de los ácidos nucleicos. Deportivamente, se utiliza para aumentar la actividad de la lisina y para mejorar el rendimiento y la función hepática.

Colina

Es un aminoalcohol componente esencial de la lecitina. Tiene una acción depresora sobre la tensión arterial, combate contracciones uterinas, mejora las afecciones del hígado, impide el exceso de colesterol y el cúmulo de grasas, es estimulante cardíaco y regula el sistema neurovegetativo. Un derivado suyo, la acetilcolina, es mucho más activa.

Deportivamente se utiliza para estimular las ganancias musculares y la secreción de hormonas del crecimiento.

Lisina

Está integrado en la mayoría de las proteínas y es un aminoácido esencial para el crecimiento humano. Se emplea como estimulante y para acelerar la curación de los tejidos lesionados.

Ornitina

Es un aminoácido básico, aunque no forma parte de las proteínas. Interviene en la conversión del amoniaco en urea para facilitar su eliminación. Se forma en el organismo por conversión de la arginina. Se utiliza frecuentemente unido a la lisina o la metionina para mejorar la definición muscular.

Tirosina

Es un aminoácido aromático muy extendido por el reino vegetal y animal. A partir de él se elaboran las hormonas tiroideas tiroxina y triyodotiroxina, mediante la participación del yodo. Es también precursor de. La noradrenalina y melanina, pigmento este último que colorea la piel.

Se sabe que tiene una importante misión en la neurotransmisión y se utiliza deportivamente para combatir el cansancio, ayudar en el control del peso excesivo, mejorar la memoria y la claridad mental, así como combatir las alergias primaverales.

1.6 LAS BEBIDAS

No vamos a tratar aquí del agua, ya que a tan importante elemento le dedicaremos un capítulo aparte, sino de las bebidas que normalmente se consumen. No obstante, y antes de empezar con sus diferencias, hay que insistir que ninguna de ellas puede ni debe sustituir al agua. Cuando se habla de la necesidad imperiosa de beber agua nos referimos al agua potable, la cual no puede ser sustituida ni siquiera por los zumos vegetales, ni mucho menos por las mezclas de electrólitos.

A través de los alimentos recibimos la mitad del agua que necesitamos en condiciones normales y la otra mitad debería ser ingerida en forma líquida solamente. La gran imaginación del hombre y el deseo de variar sus hábitos le ha llevado a elaborar una serie de líquidos de diferentes sabores que constituyen hoy un peligroso sustituto del agua pura.

El café

Todavía no hace mucho que las cafeterías eran unos lugares en los cuales se servía solamente infusiones de café, sin «adulterarlo» con leche e incluso sin añadirle azúcar. Los puristas de esta bebida insistían en que debía prepararse en el momento, hacerse de manera artesanal, ligeramente concentrado y tomarse caliente y a pequeños sorbos. Actualmente las cosas han cambiado y lo mismo que las whiskerías ya no venden solamente whisky, las cafeterías ya no son establecimientos puramente cafeteros.

Con los granos de café tostados y molidos, se prepara la infusión de café, siendo la variedad árabe la más apreciada, y Brasil, Colombia, Costa Rica y el Ecuador, los países más exportadores.

El café sin azúcar contiene dos calorías, 0,3 por 100 de proteínas, 0,1 por 100 de grasas, 0,8 de hidratos de carbono, 5 mg de calcio, 5 mg de fósforo, 0,2 de hierro y pequeñas cantidades de vitamina B y potasio. También hay trazas de ácido clorogénico, alquitranes y taninos. Como puede verse, cantidades muy pequeñas de nutrientes como para que le podamos considerar un alimento. No obstante, como bebida es algo mejor que el alcohol. Respecto a su contenido en cafeína, diremos que suele contener entre 26 a 60 miligramos por cada taza, dependiendo de su preparación. Así, el café de bar, filtrado por gravedad de manera automática, contiene 60 mg; el filtrado artesanalmente en casa, 57 mg y el instantáneo de bolsitas o liofilizado, 26 mg

La cantidad máxima de cafeína por día se estipula en 300 mg, siendo la dosis tóxica de 600/día. No obstante, dependiendo de cada persona, esta dosis deberá ser ajustada.

En dosis moderadas, una a dos tacitas al día, el café es un buen estimulante cerebral y cardíaco, favorece ligeramente la digestión, aumenta la diuresis y mejora brevemente el rendimiento deportivo.

En dosis medias produce nerviosismo, insomnio, temblores, taquicardias, jaquecas, sudoración, agresividad, estreñimiento y mala función biliar. En dosis más altas puede dar lugar a un paro cardiaco o al menos a fuertes depresiones.

El café descafeinado se obtiene tratando el café antes de secarlo con diversas sustancias químicas que separan la cafeína parcialmente, ya que el producto final contiene todavía seis miligramos de cafeína.

> Se tienen ya pruebas que demuestran que en el proceso de descafeinarlo se incorporan sustancias de posible acción cancerígena, por lo que no podemos recomendar su consumo.

Utilidad deportiva

Es muy difícil impedir que un deportista beba café

habitualmente, ya que en invierno reconforta rápidamente y en situaciones normales es un estimulante bastante eficaz, aunque de efecto muy pasajero. Tomando en pequeñas dosis no parece aportar ningún problema, salvo en aquellos deportes en los cuales la serenidad y el pulso sean algo esencial e incluso vital (escaladores, acróbatas, trapecistas, lanzadores de jabalina, etc.) Puede ser útil cuando se necesite una explosión de fuerza en poco tiempo: en el sprint, en las artes marciales de no contacto o en el eslalon. Está desaconsejado en los deportes aeróbicos como el maratón, el boxeo, la lucha, el aeróbic, el baile o el fútbol.

Achicoria

He aquí una bebida extraordinaria que ha sido relegada totalmente a causa del café y el té. De constituir durante siglos la base de todos los desayunos pasó, por aquello de las modas, a ser considerada un sucedáneo del café, como si de algo peyorativo se tratase. Incluyo hoy día es normal que la gente considere a la infusión de achicoria o al desayuno de achicoria como algo para pobres, como si fuera «agua sucia».

La achicoria no es un sucedáneo del café, sino un alimento extraordinario y con grandes propiedades, tanto nutritivas como saludables. Se emplea la raíz debidamente tostada y molida, y su sabor y color se confunden verdaderamente con el café, sirviendo en los pueblos para rebajar el contenido de café de los desayunos infantiles. Cuando ya son mayores ya pueden pasar a tomar "auténtico café".

La achicoria tiene sabor amargo y no contiene cafeína. Contiene hasta un 12 por 100 de inulina y cantidades apreciables de intibina, ácido tánico, ácidos grasos esenciales, resinas, pectinas y colina. Posee interesantes efectos como colagoga (aumenta el caudal de bilis), hipoglucemiante y es un buen tónico estomacal.

Utilidad deportiva

Es el mejor sustituto del café, al que supera en propiedades saludables. Mezclado con leche de almendras o con malta molida es el mejor desayuno. Su digestión es rápida y es bien tolerada por los estómagos más sensibles. Mejora la función hepática-biliar, es ligeramente diurética y ayuda a adelgazar. Aunque es tónica, no es excitante, pudiéndose tomar perfectamente por las noches.

El té

El té fue introducido en Japón procedente de China en el año 1000 y posteriormente se convirtió en la bebida más importante de Europa.

Se elabora a partir de las hojas de unos arbolillos que crecen en lugares húmedos y cálidos. Una vez recolectadas, se desmenuzan gradualmente y van pasando de verde a negro mediante un proceso de amasado y aplastamiento. El té verde se hace calentando las hojas en un momento temprano para evitar que fermenten.

El té más apreciado es el procedente de Ceilán (Sri Lanka). Un buen té debe tener suficientes taninos para que tenga «cuerpo».

El té sin azúcar apenas aporta calorías, no contiene grasas ni fibras, y se le encuentran trazas de proteínas, calcio, fósforo, hierro y vitamina B-2. Además de la cafeína y la teobromina, contiene cantidades apreciables de flúor y manganeso. Los bebedores asiduos suelen tener los dientes moteados a causa del contenido en flúor.

Para preparar un buen té hay que dedicarle más tiempo que al café, ya que, aunque la cafeína pasa al agua en seguida, los taninos tardan unos pocos minutos. Esta sustancia es la que hace que se anulen los efectos excitantes de la cafeína, ya que, al llegar al estómago al mismo tiempo, los taninos la arrastran eliminándola antes de que se absorba. El té se puede tomar sólo, con leche, con limón, e incluso frío. Es una bebida refrescante y se conserva bastante bien en los termos o las cantimploras.

Utilidad deportiva

También puede ser un buen sustituto del café y puede ser incorporado en la dieta de aquellos deportistas que no gustan del agua pura. Endulzado con miel o fructosa y preparado con tiempo, es un estimulante ligero de efectos rápidos.

El cacao

Originario de los trópicos americanos, hoy se produce especialmente en el oeste de África. Se extrae a partir de sus frutos, los cuales contienen una semilla que se deja fermentar. Artesanalmente se cubren posteriormente con hojas de banana y posteriormente se tuestan, descascarillan y se muelen.

El cacao es uno de los pocos alimentos vegetales ricos en grasas saturadas, con un porcentaje del 50 por 100. Esta grasa es la que se denomina manteca de cacao. También contiene proteínas, minerales (principalmente hierro que no se absorbe) y pequeñas cantidades de vitaminas B y A, así como teobromina, teofilina y trazas de cafeína. Está presente en numerosas bebidas y alimentos, siendo las más populares los batidos y los desayunos con cacao soluble. Sin embargo, y a pesar de que la propaganda lo recomiende como un alimento para los deportistas, debiera figurar en la lista de alimentos perjudiciales.

Su consumo provocará a corto plazo dolores en las articulaciones y la columna vertebral (a causa de su contenido en purinas), alterará la función hepática y biliar (su digestión es lenta y difícil), aumentará las tasas de colesterol y triglicéridos (es abundante en grasas saturadas), producirá arenillas (genera urea) y como energético no es utilizable. Sabido todo esto, aún no entendemos por qué se sigue consumiendo en grandes cantidades y los desayunos basados en cacao soluble constituyen la base de la alimentación matutina infantil. El cacao, por tanto, es un alimento a utilizar de tarde en tarde y en dosis moderadas, no siendo recomendable para diabéticos ni para obesos. Es el mayor responsable del aumento en los casos de exceso de colesterol infantil.

Por su contenido en estimulantes debería estar desaconsejado para los niños, ya que posee efectos similares al café, aunque me atrevería a decir que más perjudiciales, ya que induce a una conducta agresiva.

Utilidad deportiva

Es un alimento totalmente desaconsejado para deportistas y aún no entendemos por qué los puestos de cacao soluble figuran en todas las competiciones españolas. Mejor sería que les dieran a los deportistas leche de almendras, zumos de frutas o verduras, o incluso achicoria o té.

Posee una mala y tardía digestibilidad.

Los refrescos

Constituyen la bebida más universal y son considerados quizá exageradamente como algo muy saludable. Aunque anteriormente eran elaborados a partir de productos sintéticos y con multitud de conservantes y saborizantes, en la actualidad la legislación obliga a incorporar al menos un 5 por 100 de extracto de zumo puro de frutas. Aquellos fabricantes que no incluyen conservantes suelen utilizarlo como arma publicitaria. En general, los refrescos de frutas, y mucho más los jugos o los zumos, son una base muy buena para ingerir líquidos, aunque tampoco deben sustituir totalmente al agua.

Los refrescos más populares son los extraídos de la naranja, el limón y los derivados de la cola. Existen también otros de menor consumo basados en pomelo, lima, manzana, piña o melocotón.

En cuanto a los derivados de la cola, en sí no tienen por qué ser perjudiciales, ya que a fin de cuentas la cola se extrae de una nuez rica en nutrientes, aunque también con bastante cafeína. Suelen proporcionar apenas 39 calorías, 10 gr de hidratos de carbono y 25 mg de cafeína por botella presentes en el extracto de nuez de cola.

También contiene pequeñas cantidades de aceites esenciales, vainilla y caramelo. Sus inconvenientes están en la cafeína (los hay sin ella), el azúcar blanco (también existe una variedad *light* con sacarina), el gas carbónico y quizá la gran acidez que generan.

Las bebidas de frutas son bastante similares y así, el jugo de naranja contiene 40 calorías, el de limón 22 y el de pomelo 39. En cuanto a proteínas oscilan todos entre los 0,3 y los 0,5 gr. Apenas contienen grasas (no más de 0,3 gr), siendo algo más ricos en hidratos de carbono, en especial los de naranja y pomelo (10,0 gr). Contienen algo de calcio (12-10 gr, fósforo (10-15 gr), pequeñas cantidades de vitamina B y bastante de la C (40-55 gr.) Son ricos en potasio y pobres en sodio.

Para consumirlos hay que vigilar su contenido en azúcar, así como la cantidad de extracto. El contenido de vitamina C suele variar bastante en el momento de consumirlos, ya que va disminuyendo en la medida en que la botella esté expuesta a la luz.

Utilidad deportiva

No existe ningún inconveniente en incluirlos en nuestra alimentación, pero siempre teniendo en cuenta su contenido en azúcar refinado, los numerosos aditivos que contienen algunas marcas y la posibilidad de producir gases intestinales. Esto último hay que tenerlo en cuenta si se beben antes del esfuerzo deportivo, ya que puede dar lugar a dolores de costado muy agudos o dolores intestinales.

Al tener poco sodio producen una abundante sudoración a los pocos minutos del esfuerzo, lo que puede dar lugar a deshidrataciones en épocas calurosas.

No hay que beberlos muy fríos y es mejor consumir

aquellos que no tengan gas o los que lleven algo de fibra.

BEBIDAS ALCOHÓLICAS

No debieran figurar en la dieta de ningún deportista serio, pero, dada la buena prensa que algunas bebidas tienen no queda más remedio que establecer las diferencias que existen entre ellas.

Cerveza

Aunque la mayoría de ellas se obtienen de la cebada germinada, en algunos países se hacen a partir del trigo, mijo o arroz. Al germinar los granos se forma amilasa, enzima que convierte el almidón en azúcares. La germinación se detiene entonces mediante el calor y, una vez triturado, se hace la infusión y se le añade el lúpulo. Así se obtiene el mosto al que se añade la levadura, lo cual da lugar a que los azúcares se descompongan en alcohol etílico y dióxido de carbono. La cerveza sin alcohol se consumiría sin llegar a esta fase.

El contenido en alcohol varía de una marca a otra, siendo mayor en las de más precio, lo cual la gente lo interpreta como de mayor calidad. Por cada 100 ml de bebida la cerveza normal contiene 3,6 gramos de alcohol, además de pequeñas cantidades de azúcares no fermentados, sales minerales y pequeña cantidad de vitaminas B. La cerveza antigua era una bebida mucho más rica en nutrientes que la actual, la cual nunca se puede considerar como un alimento líquido, sino como una simple bebida alcohólica. Proporciona 41,3 calorías.

Utilidad deportiva

Aunque se considera que la cerveza es una bebida no alcohólica, lo cierto es que detrás de una «caña» suele venir otra y esto motiva que al final se consuma más alcohol que si se hubiera tomado vino y en ocasiones superior a una copa de ginebra. Ninguna bebida alcohólica debe ser consumida por los deportistas, por baja que sea su graduación, salvo en momentos alejados de los esfuerzos deportivos.

La cerveza tiene también el inconveniente de que provoca dilatación estomacal muchas veces irreversible, ginecomastia (crecimiento mamario) incluso en el varón a causa del contenido en estrógenos del lúpulo, pérdida de la definición muscular, flatulencias, eructos e irritación estomacal. También es frecuente que produzca somnolencia a causa del lúpulo, el cual es un conocido sedante natural. Tomarla antes de una competición es, por tanto, un grave error.

Como remedio para la sed suele ser bastante eficaz y puede ser consumida para evitar ingerir grandes cantidades de líquido en verano pero siempre en las horas alejadas del deporte.

Sidra

Se obtiene por la fermentación de ciertas variedades de manzana. Al igual que la cerveza, es el producto de una adulteración natural, ya que el zumo de manzana es una buena bebida, pero bastante menos una vez fermentado.

Es una bebida bastante inestable en su conservación, ya que no admite ni el frío ni el calor, e incluso es sensible al movimiento. El procedimiento de escanciarla (tirarla) se hace con el fin de romper las fibras del líquido y darle un mejor sabor.

No obstante, los inconvenientes, la sidra es una bebida ligeramente alcohólica (apenas 3°) y puede sustituir con ventaja a la cerveza. Es algo más ácida que otras bebidas y ligeramente diurética.

Utilidad deportiva

Posee una ligera acción laxante y su efecto diurético contribuye a que se elimine con mayor rapidez. Consumida en pequeñas cantidades, no es perjudicial y aplaca fuertemente la sed.

Contiene sales minerales, en especial potasio, vitaminas del grupo B, ácidos orgánicos y algo de azúcar.

Bitter

Se emplean vinos a los que se les añaden más alcohol, aromas y fórmulas secretas de plantas medicinales, en especial genciana, ajenjo y alcachofa.

Su contenido alcohólico puede llegar a los 25° y puede contener quinina (tónica) Puede utilizarse como estimulante del apetito, pero en pequeñas cantidades y siempre en los días de descanso.

Vinos

El vino es el resultado de la fermentación del zumo extraído de las uvas frescas, conocido como mosto. En esta fermentación, las levaduras transforman el azúcar del mosto en alcohol etílico y dióxido de carbono gaseoso. En los vinos normales este gas se deja escapar, reteniéndose en el champaña, cavas o vinos espumosos. Según sea la clase de vino, se le puede añadir azúcar, más alcohol, ácido tartárico, taninos, y tratar con anhídrido sulfuroso y otras sustancias, algunas de ellas inconfesables por sus propietarios, como son animales muertos, despojos y mil porquerías más. Paradójicamente, esos vinos raros suelen ser muy apreciados por los consumidores.

El vino suele contener entre ocho y trece gramos de alcohol etílico (etanol) por cada cien mililitros y en ocasiones también es posible encontrar en ellos azúcares sin fermentar, sales orgánicas y minerales (trazas de hierro), glicerina y albúminas. Su valor calórico guarda relación con su contenido en alcohol, pudiéndose considerar como media unas quinientas sesenta calorías cuando la graduación es de diez grados.

Las diferentes uvas empleadas, el suelo de la región, la conservación posterior y los aditivos, marcan las diferencias de paladar de unos a otros.

Los vinos más fuertes deben su mayor porcentaje de alcohol normalmente a la adición de aguardiente y los mejores vinos dulces se hacen deteniendo la fermentación cuando aún queda azúcar, nunca añadiendo azúcar extra. La mayor cantidad de taninos produce un vino algo más basto y un fuerte efecto astringente.

El vino, al igual que el resto de las bebidas alcohólicas, no es adecuado para nadie y mucho menos para los deportistas. Ni sirve para acelerar la digestión de la carne (se piensa en ello a causa de la acidez que genera), ni ayuda a combatir el frío. La sensación de calor es producida por una vasodilatación, pero al poco tiempo el frío que se siente es más intenso.

Tampoco es un relajante para estados de tensión, sino un depresor de los sentidos y los reflejos. Solamente sirve para desinhibir y dar valentía a una persona miedosa e insegura, pero este efecto es muy pasajero y trae más complicaciones que ventajas. Por tanto, los deportistas harían bien en no utilizar el vino en las comidas, ya que retrasa considerablemente la digestión y la sensación de pesadez y adormecimiento al finalizar es mucho mayor.

OTRAS BEBIDAS

Aguardiente: Se obtienen por destilación directa de líquidos de origen vegetal. Pueden contener una graduación alcohólica de cincuenta grados o más.

Coñac: O brandy, procede de la destilación del vino blanco. Contenido alcohólico hasta treinta y cinco grados.

Ron: Extraído de la destilación del zumo fermentado de la caña de azúcar.

Ginebra: Aguardiente a partir de la destilación de gramíneas, aromatizado posteriormente con frutos del enebro. Graduación alcohólica entre treinta y cinco y cuarenta grados.

LA LECHE Y LOS DERIVADOS LÁCTEOS

A la leche le ha ocurrido como a otros muchos alimentos: se ha creado un mito alrededor de ella que no corresponde a la realidad. Si bien es cierto que es un alimento bastante completo, de fácil y rápida digestión, y que se puede ingerir de muy diversas formas, no supone un alimento adecuado para los adultos.

La leche es para los niños -los bebés- y los cachorros. La naturaleza nos da la pauta para su utilización y proporciona leche materna a la madre durante los meses necesarios, retirándosela cuando el niño puede y debe consumir alimentos diferentes. Y eso mismo es lo que hace en las otras especies de mamíferos, pues los cachorros dejan de mamar cuando su organismo se lo exige.

Incluso en el hombre también se dan estas señales y la mayoría de las personas comienzan a aborrecer la leche al llegar a la edad adulta. Salvo una minoría que siente placer al beber un vaso de leche, la mayoría necesita disimularla con café, cereales o solamente les apetece en forma de yogur, queso, flanes o helados. La leche, tal como la tomaban cuando eran bebés, les resulta ya casi repulsiva.

Tampoco hay que olvidar que muchas enfermedades, tanto de niños como de adultos, son producidas por una intolerancia a la leche, la cual se manifiesta de manera muy diversa, bien en forma de gases, jaquecas o sarpullidos. Con el paso del tiempo, esas personas agotan su vesícula biliar, se llenan de cálculos renales y acusan altas cifras de colesterol.

La disminución o total carencia de los enzimas necesarios para digerir la leche, la lactasa y renina, son las principales causas de esa intolerancia.

La única manera de evitar esto es dejando de consumir leche. Si a una persona no le gusta la leche en su estado natural, debería tener en cuenta que posiblemente ya no deba tomarla.

Composición de la leche:

La leche de vaca entera proporciona 61 calorías, 3,0 de grasas la mayoría saturadas, 4,70 de lactosa (azúcar), 160 miligramos de calcio, 91 mg de fósforo, apenas 2 mg de vitamina C, 3,5 por 100 de proteínas en forma de caseína y un 88 por 100 de agua. También contiene cantidades apreciables de potasio, cloro, sodio, azufre y vitaminas D, A y del grupo B.

La conservación

Aunque ya es algo sabido, la leche cruda no se debe ingerir, ya que hay un riesgo enorme de contraer tuberculosis o fiebres tifoideas. La pérdida de nutrientes al someterla a los procesos de conservación, es el precio que hay que pagar para tomar un alimento no perjudicial.

En el caso de que nos suministren leche directamente de la vaca o que tengamos dudas de su salubridad, la someteremos un mínimo de diez minutos a ebullición después de que haya subido, ya que es el tiempo mínimo para que se destruyan todos los microorganismos que pueda contener. A continuación, se debe enfriar en el mismo recipiente, bien tapado.

Para evitar la pérdida de vitaminas y el cambio de sabor de la leche hervida, la industria cuenta con los siguientes procesos:

Leche pasteurizada

Consiste en calentarla a temperatura inferior al punto de ebullición durante un tiempo variable, seguido de un enfriamiento rápido (30 segundos a 71° C, ó 30 minutos a 61° C).

Con este método se eliminan las bacterias y se pierden vitaminas B-1 y B-2 (10 por 100) y hasta un 25 por 100 de vitamina C. La botella cerrada se conserva veinticuatro horas a temperatura ambiente y hasta tres días en el frigorífico. Una vez abierta, debe ser hervida si pasan veinticuatro horas.

Leche esterilizada

Se basa en someter a la leche a una temperatura muy elevada y posteriormente se la homogeneiza para que las partículas de grasa se hagan menores. Por este motivo este tipo de leche no suele formar nata en la superficie y su gusto y color pueden estar modificados.

Siempre que no se abran los envases se puede conservar durante meses y ni siquiera precisa el refrigerador. Una vez abierta, hay que consumirla en veinticuatro horas, evitando calentarla de nuevo.

Con la esterilización se pierde la mayoría de las vitaminas C y de ácido fólico, incluso en la conservación. También se pierden un 30 por 100 de vitamina B-l, un 50 por 100 de vitamina C y casi toda la B-12.

Leche uperizada

Consiste en someter a la leche a una temperatura muy alta (110-140° C) durante apenas dos o tres segundos, con lo que se destruyen todos los microorganismos y apenas hay pérdida de vitaminas. El sabor queda ligeramente modificado (como a leche quemada), pero se conserva posteriormente bastante bien.

DIFERENTES TIPOS DE LECHE

Leche condensada azucarada

Afortunadamente su consumo ha descendido, pero no sin antes ser la principal causante de picar los dientes a los niños, descalcificar sus huesos y causar no pocos trastornos gástricos.

En sí, la leche condensada es una leche parcialmente deshidratada a la que se añade un 18 por 100 de azúcar blanco. Esta cantidad es suficiente para impedir la proliferación bacteriana, aunque las pérdidas nutricionales son similares a las de la pasteurización. Contiene 321 calorías, 8,1 de proteínas, 8,1 de grasas y

55,7 de hidratos de carbono. Contiene trazas de hierro, vitamina A, B-2 y C, y niacina.

Para reconstruirla hay que añadir dos partes de agua por una de leche.

Utilidad deportiva

Aunque por cuestiones de salud no es recomendable, pudiera ser útil cuando se requiera tomar algún alimento muy concentrado c cuando se quiera leche en la alimentación, pero no podamos transportar grandes volúmenes de ella.

De todas maneras, hay que tener en cuenta que es muy indigesta, sobrecarga la función hepática y descalcifica huesos y dientes.

Leche en polvo

No contiene apenas agua y esto es suficiente para impedir la proliferación de bacterias.

Para reconstruirla se necesitan nueve partes de agua por una de leche. Debidamente cerrada en cajas, se conserva indefinidamente y es adecuada, por tanto, para largas travesías o para enviarla al extranjero. Una vez abierta, puede durar ocho días al abrigo de la luz y la humedad.

Es rica en proteínas (26,4), también en grasas (27,5) y en hidratos de carbono (38,3). Pierden toda la vitamina C y la A.

Utilidad deportiva

A causa de su poco peso es adecuada como alimento para espeleología, alpinismo o acampadas. Es importante no tomarla concentrada y añadir siempre al agua correcta. También resulta adecuada para mezclarla con otras comidas o con salsas, si se pretende enriquecer algún plato.

Una vez mezclada con agua, su caducidad es muy rápida y debe consumirse en el momento.

La nata

Se obtiene a partir de la leche fresca mediante

centrifugado y contiene toda la grasa de la leche y una parte de sus proteínas y lactosa. Su aporte calórico es muy alto, lo mismo que sus grasas (36,5), saturadas de difícil digestión en su mayoría.

Es rica en vitamina A y pobre en el resto.

No es recomendable su consumo, mucho menos para los deportistas.

Resumen

Dejando claro una vez más que la leche es para los niños, los deportistas no necesitan tomarla de manera cotidiana, salvo que sea una bebida de su preferencia. Como alimento energético no es muy bueno, aunque al ser bastante equilibrada en nutrientes pueda ser útil para organismos en crecimiento. Los adultos deberían sustituirla por leche de soja o de almendras, mucho más adecuadas y saludables para su edad.

Las personas que padezcan colesterol, problemas digestivos, enfermedades hepático-biliares, eccemas de repetición, así como cálculos renales, deberán evitar su consumo.

DERIVADOS LÁCTEOS

Yogur

Para obtener yogur se emplean determinadas bacterias que descomponen la lactosa de la leche y forman ácido láctico. Se hace hervir la leche para reducir su volumen, se enfría y se añade un poco de la mezcla del día anterior para iniciar la fermentación, la cual suele tardar unas veinticuatro horas.

Este proceso se puede realizar perfectamente en casa y ser acelerado industrialmente. Empleando leche descremada se obtendrá un yogur descremado, de diferente sabor y menos recomendable que el natural.

El yogur debe su fama mundial a la gran propaganda que de él hizo el científico ruso Metchnikov, quien aseguró que consumiéndolo podíamos liberar a nuestro intestino de las bacterias perjudiciales y así prolongar la vida. Aunque los científicos no apoyan esta teoría (tampoco creen en los alimentos biológicos o integrales), lo cierto es que el yogur es una buena fuente de salud y regula perfectamente las bacterias intestinales.

El yogur suele aportar unos nutrientes similares a la leche, aunque su digestibilidad es mejor. Aporta 71 calorías, 4,8 proteínas, apenas 3,0 gr de grasa y 4,5 hidratos de carbono. Si contiene trozos de frutas, los hidratos de carbono pueden subir a 20 gr, aunque de una excelente calidad. Pero sobre todo es un alimento rico en calcio (150 mg) fósforo (133 mg), y algo pobre en vitaminas.

Utilidad deportiva

Por su fácil y rápida digestión, puede ser tomado en cualquier momento del día, con más motivo si la prueba deportiva se realiza fuera del domicilio habitual. Es la mejor manera de evitar alteraciones intestinales si viajamos o comemos fuera de casa.

Al ser pobre en grasas es adecuado para no engordar y la lactosa transformada hace que sean pocas las personas que no lo toleran.

Es más adecuado tomarlo natural, pero si su sabor no es agradable se podrá añadir miel, con lo que tendremos un alimento muy energético, o frutas, pero nunca azúcar blanco o sacarina. De hacer esto último, habremos convertido un buen alimento natural en un alimento malo para la salud.

Kéfir

Se obtenía en un principio por maceración de un trozo de estómago de ternera en un recipiente con leche, pero actualmente se hace mediante bacterias y levaduras, lo que produce una leche agria con una pequeña porción de alcohol. Su consumo es muy reducido en nuestro país (no así en el Cáucaso), ya que no está comercializado industrialmente y su sabor es muy fuerte.

Utilidad deportiva

Similar al yogur, aunque de más difícil conservación y preparación casera.

Quesos

Se conocen casi cuatrocientas variedades de quesos y es raro el país e incluso la región que no dispone del suyo propio.

Obtenido a partir de la leche (vaca, oveja, cabra, etc.), se elabora con leche fresca o previamente fermentada, la cual se coagula añadiendo cuajo o ácido láctico. Así se forman dos partes bien diferenciadas: la cuajada y el suero. La cuajada es la parte semisólida que se forma al cortarse la leche, y el suero la parte líquida. Este último se separa y se procede a salar la cuajada. Una vez escurrido el suero, se prensa la cuajada si se quieren obtener quesos duros o semiduros y esta masa se coloca en cámaras adecuadas para que se produzca la fermentación bacteriana que lo haga madurar. Para obtener quesos azules (Roquefort, Cabrales) se elaboran de manera tal que se formen mohos durante la maduración.

Los quesos **duros** se obtienen mediante prensado prolongado y el de gruyere se hace calentando la masa cuajada antes de prensarla.

Los quesos pueden ser **frescos**, de pasta blanda, de pasta dura, con mohos internos o fundidos.

Los quesos **fundidos** se elaboran a partir de quesos clásicos y antes de la cocción se les añaden citratos y fosfatos para que tengan consistencia de mantequilla. Son muy ricos en calorías, grasas (hasta dos tercios de su peso) y proteínas.

Los quesos más calóricos son el Emmenthal, el manchego y el de Roquefort. Los más ricos en proteínas son el manchego y el de Burgos. En cuanto a grasas, tenemos al de Roquefort en primer lugar y al de Burgos en último. Los quesos fermentados son ricos en vitamina A y los frescos los que más calcio contienen. Los que más fácil se digieren son los blandos, ya que sus proteínas están predigeridas, y los más difíciles los secos.

De una manera global podemos decir que el queso es un alimento sabroso, nutritivo y de digestión razonablemente fácil. La mayoría contienen entre un 25 y un 35 por 100 de proteínas de alto valor biológico y son igualmente ricos en vitamina B-2.

Utilidad deportiva

Son alimentos concentrados muy socorridos cuando no hay tiempo para comer o cuando queramos engordar. Según sean nuestras necesidades calóricas, utilizaremos los frescos o los secos, siendo más recomendables para la salud los primeros.

Los quesos secos o azules deben utilizarse solamente como un postre o complemento a la dieta, sin olvidar que engordan y que sus grasas son mayormente saturadas. No obstante, es un buen alimento en cualquiera de sus variedades y todo deportista lo debería incluir en su alimentación diaria en sustitución de la leche. Aporta bastante colesterol, pero solamente las personas con cifras altas deberían suprimirlo de su dieta.

Helados

Son pocas las personas que pueden evitar el tomar helados en épocas de calor y una buena comida es normal que termine con un suculento helado. Nada que objetar a su consumo siempre y cuando se utilicen helados artesanales o 100 por 100 naturales.

Son alimentos muy completos, de grato sabor y normalmente fáciles de digerir, siendo la única precaución el no tomarlos muy rápidamente y evitar consumirlos cuando se está en plena digestión. Después de comer producen sensación de una mejor digestión.

Utilidad deportiva

Son un alimento adecuado para inapetentes y pueden sustituir perfectamente a los quesos. Por su alto valor calórico proporcionan energías de rápido aprovechamiento y se pueden consumir entre comidas.

Los inconvenientes están en su riqueza en grasas, las cuales pueden hacerlos indigestos; en la posibilidad de producir un corte de digestión a causa del frío y en lo mal tolerados que son para personas con mal funcionamiento de la vesícula biliar. También aumentan el colesterol.

1.7 LOS CEREALES

(Nuestros maravillosos aliados)

Han constituido la base de la alimentación humana durante toda su existencia y aún hoy, a pesar del auge de la alimentación cárnica, son el puntal sin el cual la población pasaría hambre.

Sin embargo, hay dos cosas que no tienen sentido: la primera, que, sabiendo ciertamente que lo mejor es tomar los cereales integrales, ya que su riqueza en nutrientes es mayor, sus propiedades curativas son muy altas y su consumo no provoca enfermedades, no acabamos de comprender por qué se siguen refinando. Lo curioso del caso es que primero se les refina y después o bien se venden por separado los productos del refino (germen, harinas o salvado), o se les vuelve a añadir lo que se les había quitado anteriormente, como es el caso del salvado. También es práctica común el añadir las vitaminas y minerales que se les ha extraído, convenciendo así a los consumidores de que están tomando un cereal sano. Pero ni el salvado añadido convierte al pan blanco en integral, ni las vitaminas químicas pueden suplir a las orgánicas que contenía el cereal antes de ser blanqueado.

Lo razonable, lo verdaderamente saludable, es acostumbrar de nuevo a la población a que consuma los productos tal como la naturaleza se los ofrece. El blanquear, pulir, lavar y conservar un alimento es ciertamente perjudicial, nunca un avance de la ciencia.

El otro asunto irracional es que, mientras que la población mundial occidental se atiborra de alimentos cárnicos, otros países pasan hambre y desnutrición, y eso a pesar de que las cosechas de cereales en el mundo entero podrían bastar para nutrir correctamente a todos.

La razón de esta incongruencia es que para conseguir un kilo de carne de vacuno se necesitan siete kilos de cereales. Lo lógico sería que se consumiese el primer eslabón de la cadena, el cereal, y no el producto resultante, el animal.

Pero mientras que la mayoría de la gente siga considerando a los cereales un alimento de segunda categoría, o pensando que una sopa de avena es un alimento para enfermos o vegetarianos, poco podemos avanzar.

Composición de un cereal

La parte que más se aprovecha de los cereales es el grano, el cual está compuesto por: el germen que generará una nueva planta y a pesar de que su peso es de solamente el 3 por 100 del total, contiene más principios nutritivos que todo el resto, siendo especialmente rico en vitaminas del grupo B, vitamina E, ácidos grasos esenciales, aminoácidos esenciales y no esenciales, así como una gran variedad de otros nutrientes y enzimas. Es rico en minerales como el fósforo, el potasio, magnesio y en menor proporción en calcio, hierro, manganeso, cinc, sodio, molibdeno y cobalto. El endoesperma, que constituye el 80 por 100 del total, es la parte que se consume normalmente. En su parte externa contiene grasa, hidratos de carbono y algunas vitaminas.

El salvado, o cubierta externa, que es el 17 por 100 del total del grano. Contiene cantidades pequeñas de aminoácidos, sales minerales y vitaminas del grupo B. Es saludable para la eliminación de los residuos alimentarios y previene de enfermedades del colon, incluido el cáncer. Separa las partículas de las féculas y facilita su digestión, dando a los enzimas mayor libertad para actuar sobre los hidratos de carbono. Por su contenido en flúor ayuda a mantener en buen estado la dentadura.

En la elaboración del pan blanco se eliminan totalmente el germen (rico en grasas que se pueden ranciar) y el salvado. Las razones que aún hoy se siguen esgrimiendo para hacer pan blanco son que refinándolo se conserva mejor y el sabor es más delicado.

Sobre la conservación habría que decir que antiguamente quizá tuviera un sentido práctico el refinamiento de los cereales, ya que tanto los almacenes como el transporte eran bastante deficitarios, pero hoy día ya no tiene sentido. Un pan integral se puede conservar el mismo tiempo que uno refinado y quitarle el salvado para posteriormente venderlo como fibra dietética es una incongruencia en la que colaboran los médicos, los cuales siguen recomendando a las personas que padecen de estreñimiento, divertículos, colesterol o colon irritable, consumir salvado, pero no recomiendan comer el pan integral, rico en salvado y más equilibrado que el blanco.

Por desgracia, un pan totalmente integral es difícil de consumir, ya que se presenta duro, muy compacto y sacia con prontitud. Triturando cien kilos de grano se obtendrían cien kilos de harina integral, de color oscuro y riquísima en minerales, vitaminas y salvado, pero el pan elaborado así no suele tener buena aceptación.

Con un grado de extracción del 90 por 100 se logra una harina de un valor nutricional ligeramente inferior pero más manejable y con un producto resultante bastante atractivo de sabor. Este sería el pan integral de mayor consumo. Una extracción del 70 por 100 produce un producto final de peor calidad, el pan blanco normal, al que se le han eliminado el germen y el salvado, dejando solamente el endosperma.

Por muchos añadidos que posteriormente se le hagan, nunca tendrá los mismos nutrientes que la harina integral. El llamado pan de molde, incluso el que se vende como integral, no debe ser considerado un buen alimento dietético, ya que está elaborado con manteca de cerdo, algo muy lejos de la alimentación saludable.

Según nos llegan noticias recientes, la legislación española está obligando a sustituir todas las grasas animales de la bollería por otras vegetales.

PRINCIPALES CEREALES

Los más utilizados por el hombre son:

- El trigo.
- El arroz.
- La cebada.
- El maíz.
- La avena.
- El centeno
- El mijo.

El trigo

Es el cereal más antiguo de todos, al menos en cuanto a su utilización masiva. Contiene 326 calorías, 10,2 proteínas, 2,0 de grasas, 72,1 de hidratos de carbono, 2,3 de fibras, 42 miligramos de calcio, 400 mg de fósforo, 3,5 de hierro, 0,43 de vitamina B-1 y 0,11 de vitamina B-2. No contiene vitamina A ni C.

Se le puede considerar como una buena fuente de energía y proteínas, siendo la cantidad de gluten que contenga lo que le proporciona la dureza y la cantidad de proteínas.

Debería ser la base alimentaria de todo el mundo y mucho más del deportista, ya que le proporciona energía inmediata y de reserva, es fácil de digerir y se presenta en múltiples formas. Los macarrones, el pan, los tallarines, los fideos y numerosas tortas o productos de pastelería están elaborados con trigo. Mezclado con leche es un alimento completo y saludable para cualquier persona.

Utilidad deportiva

Es el alimento de elección para tomar por las mañanas, como desayuno. Proporciona energías y su digestión es rápida, no causando problemas para el entrenamiento.

Se puede consumir hasta una hora antes de hacer ejercicio y, mezclado con otros cereales, con miel, con frutos secos o frutas, así como con leche de almendras o de soja, constituye el alimento más adecuado para el día de la competición. Para ello, lo mejor es tomarlo en forma de copos o como *muesli*. Los deportistas que no utilicen los alimentos integrales nunca deberán incorporarlos a su alimentación unos días antes, ya que puede haber una aceleración del tránsito intestinal nada conveniente para hacer deporte. Es mejor introducirlos poco a poco en la alimentación hasta que se conviertan en algo cotidiano.

El centeno

De cultivo más reciente que el trigo y quizá derivado de la cizaña (una mala hierba), el centeno fue sustituido poco a poco por el trigo para la elaboración del pan.

Su contenido alimenticio es similar al trigo y consta de 334 calorías, 12,1 de proteínas, 1,7 de grasas, 73,4 de hidratos de carbono y 2.0 de fibra. Es muy rico en fósforo (376) y también contiene algo de hierro (3,7) y vitaminas B-1, B-2 y niacina.

Con el centeno se elabora el pan «negro» carente de gluten, el cual permanece fresco muchos días sin necesidad de añadirle conservantes. También se elabora con su harina pan crujiente bajo en calorías, rico en proteínas y algo laxante.

Mediante su fermentación se fabrica el *bourbon,* la ginebra y hasta whisky.

Una sustancia medicamentosa llamada cornezuelo del centeno, y que no es otra cosa que un hongo venenoso que vive como parásito en la planta y destruye el grano, sirve para preparar numerosas medicinas por su efecto dilatador uterino y vasodilatador periférico.

El centeno es rico en rutina, vitamina que proporciona unos vasos sanguíneos fuertes y evita la fragilidad de los capilares. Esta propiedad le hace muy adecuado para diabéticos, hipertensos, encías inflamadas o sangrantes, sabañones y retinopatías diversas.

Utilidad deportiva

Es muy energético, pero apenas engorda y será muy útil a los deportistas que no quieran ganar peso, ya que, además, contiene una gran cantidad de proteínas que mejorará el desarrollo muscular. Por su riqueza en fósforo ayudará a la concentración mental y es un buen tónico para los nervios.

El arroz

Originario de la India, cuando pasó a Arabia fue considerado un alimento sagrado, surgido –según dicen– de una gota del sudor de Mahoma.

Se conocen ya al menos veinticinco especies diferentes de él y más de cien variedades, aunque las más populares son las de grano corto, medio y largo.

Dotado de una cascarilla ligeramente dura, el arroz en su estado natural completo--contiene 357 calorías, 7,2 de proteínas, 1,5 de grasas, 77,6 de hidratos de carbono, 14 de calcio, 231 de fósforo, 2,6 de hierro, vitaminas del grupo B, así como algo de cinc. Sin embargo, cuando se le pule y elimina la cascarilla, los elementos nutritivos descienden a más de la mitad, convirtiéndose en un alimento desequilibrado.

No contentos los «expertos» en alimentación con quitarle la preciada cascarilla (muy rica también en fibra, además de en vitamina B-1), le someten a una operación de lavado y posterior pulido mediante talco, con lo cual dejan un alimento poco interesante para el consumo humano. Aun así, la gente lo sigue prefiriendo al integral, ya que es más fácil de cocinar y su aspecto blanco agrada más a la vista. La única excusa razonable en contra del arroz moreno es que su almacenamiento es más reducido, ya que se puede conservar apenas durante un año.

Lo que actualmente se conoce como arroz contiene poco más que féculas.

Mezclado con otros nutrientes, como, por ejemplo, lentejas, tomate, leche o pescado, constituye un alimento muy completo, de fácil y pronta digestión.

Utilidad deportiva

En forma integral es un alimento altamente nutritivo, muy digerible, el cual contribuye a bajar la tensión arterial alta, es apto para estómagos delicados y corrige las diarreas ligeras.

Si se utiliza el arroz integral hay que evitar lavarlo antes de cocinarlo, ya que así se pierden muchos nutrientes. Con este arroz la única precaución es hervirlo al menos cuarenta y cinco minutos y saber que el tacto al paladar es un poco más duro que el blanco.

El maíz

Este cereal no fue conocido en Europa hasta que Colón viajó a América y fue cultivado en los países del Mediterráneo. Al principio fue llamado el alimento de los pobres y eso que era considerado por los mayas y los aztecas como un alimento divino, llegando a venerar a la planta como a un dios.

El grano de maíz es bastante nutritivo y su contenido calórico es de 361 por cada cien gramos. El endosperma contiene mucha fécula, bastante proteína (9,4) y algo de grasa (4,3), rica en aceites esenciales. Es pobre en calcio y fósforo (aunque en proporción equilibrada) y bastante rico en vitamina A y B-1. Su aceite es rico en vitamina E. Aporta algo de magnesio y es deficitario en triptófano, un aminoácido esencial.

Del grano prensado en frío se obtiene un aceite dietético sumamente rico en grasas insaturadas, de gran utilidad en los regímenes de adelgazamiento, para la diabetes y preventivo de las enfermedades vasculares, tales como la arteriosclerosis. Protege la vaina de mielina que envuelve al sistema nervioso.

Con la harina se elaboran sobre todo flanes, natillas, gachas y puding. Las palomitas de maíz se preparan con el grano entero del maíz, por lo que conservan la mayor parte de sus nutrientes. También se puede encontrar en los herbolarios un producto llamado «polenta» muy digestible y nutritivo. Los "cornflakes" no son nada más que granos molidos y tostados, los cuales han perdido la mayoría de los nutrientes.

El almidón del maíz, además de su aplicación en las camisas, se utiliza para espesar salsas, aunque no tiene valor nutritivo.

Utilidad deportiva

Las palomitas de maíz, si se hacen con poca sal, son un tentempié sumamente nutritivo, saludable y energético, apto para ser consumido en los descansos de las pruebas deportivas.

Los copos hinchados, mejor integrales, también son un desayuno completo si lo mezclamos con otros cereales o frutos secos.

Con los pelos de las mazorcas se prepara una tisana muy diurética con la cual podremos perder algo de peso extra sin peligro. Se utiliza también para combatir la celulitis.

Su aceite extraído del germen, utilizado en crudo, es muy

útil para combatir el colesterol y el exceso de grasa, mejorando el estado del sistema nervioso y combatiendo el estrés.

La cebada

Este es un antiguo cereal, ya utilizado en la época de los grandes faraones, y su uso en la alimentación humana está extendido por todo el mundo, aunque con preferencia en los países asiáticos. En Occidente, la mayor parte se destina al consumo animal y el resto a la fabricación de la cerveza, malta, whisky, bebidas malteadas y sucedáneos de café.

La obtención de la malta se logra germinando los granos y secándolos posteriormente en un horno. El producto resultante es un grano que molido da una bebida similar al café, aunque sin sus inconvenientes. Se convierte entonces en un buen desayuno, nutritivo, de fácil digestión, muy energético y sin excitantes apto, por tanto, para niños, enfermos, embarazadas y cualquier persona que quiera una bebida saludable.

Con la harina se hacen pasteles y tartas.

Su composición es la siguiente: 348 calorías, 9,7 proteínas, 1,9 grasas, 75,4 carbohidratos, 55 mg de calcio, 341 de fósforo, 4,5 de hierro y cantidades menores de vitaminas del grupo B.

Utilidad deportiva

Como sustituto del café es inmejorable a cualquier hora del día. Hace digestible a otros alimentos, se mezcla bien con la mayoría de las sopas, leches, quesos o frutos secos y neutraliza la acidez gástrica. Suaviza los riñones, la vejiga y es laxante suave.

Con ella se puede elaborar una bebida altamente energética para utilizarla en épocas de calor intenso o combatir el sudor. Es, por tanto, una bebida para los minutos de espera en las competiciones deportivas.

El mijo

El mijo fue considerado por los chinos como un cereal sagrado y aún hoy se consume en grandes cantidades en China del Norte en donde, ¿casualmente?, sus habitantes son de estatura mayor. También fue recomendado por Pitágoras y hasta por el mismísimo Atila, quien lo reservaba para él y sus embajadores.

Desaprovechado en la actualidad en favor de otros cereales inferiores, el mijo es el más nutritivo de todos y el que más virtudes posee.

Su aporte calórico es de 327 calorías, 9,9 proteínas de un alto valor biológico con al menos diez aminoácidos esenciales, 2,9 de grasas con gran contenido en lecitina y 72,9 de hidratos de carbono. Contiene cantidades altas de fósforo (311), hierro (6,8), bastante vitamina B-1 (0,73) y abundancia de B-2 (0,38). También se le encuentran cantidades apreciables de potasio, flúor, sílice, sodio y magnesio.

Su uso en la cocina puede ser muy variado, ya que tiene un sabor delicado, y la única precaución es cocerlo al menos quince minutos.

Utilidad deportiva

Es otro cereal sumamente energético para la comida del mediodía y su especial contenido en flúor y sílice le hace muy interesante para reforzar tendones y articulaciones. Aquellos deportistas que tengan problemas con sus ligamentos, y con más razón si se les cae el pelo, deberían comer una sopa de mijo todos los días.

También posee propiedades diuréticas, corrige las afecciones leves de las vías urinarias, mejora las colitis y suaviza los estómagos delicados.

Es muy digestible, no genera grasa corporal y su acción alcalina hace que se retrase la aparición de las agujetas.

La avena

He aquí otro cereal sumamente interesante e injustamente despreciado. Llamado antiguamente hierba de las cabras, se le reservaba para el consumo animal y hoy día cada vez se cultiva menos en favor del trigo.

Afortunadamente, sus semillas son extraordinariamente resistentes y crecen espontáneamente en cualquier lugar, incluso en climas fríos como los polos.

En el proceso de elaboración de la avena se elimina sólo la cascarilla, permaneciendo intactas las fibras y el germen. Solamente este hecho ya le hace un cereal interesante y quizá uno de los pocos alimentos que se escapan a la acción refinadora y blanqueadora. Para que no se rancien las grasas se le somete a calor y así se inactiva el enzima causante. Una vez eliminada la corteza superior, se convierte en sémola, de valor nutritivo menor pero más fácil de cocinar.

Tanto los copos de avena como la harina integral poseen las mismas virtudes dietéticas. Con la harina se preparan gachas y sirve también para espesar las salsas. Mezclada con la de trigo, la harina de avena es adecuada para preparar tortitas y galletas. Así mismo, se puede preparar una excelente bebida refrescante y nutritiva hirviendo dos cucharadas de harina de avena integral en dos litros de agua durante una hora, y al zumo resultante se le añade el zumo de dos limones y algo de azúcar moreno.

Como tratamiento de belleza la harina de avena se ha utilizado en las épocas más antiguas y aún hoy goza de gran reputación. Es excelente para pieles muy sensibles como la de los niños, para suavizar pieles irritadas, prevenir arrugas o quitar las asperezas de los codos y talones.

Contiene más calorías que los demás cereales (387), más proteínas (13,8), más grasas (6,6), pero menos hidratos de carbono (67,6) Es rica en calcio (53 mg), fósforo (407), hierro (3,6), así como en vitaminas B, E y colina. También posee yodo, cobre y silicio.

Utilidad deportiva

En forma de copos, bien solos o mezclados con otros cereales, es un alimento energético, ligeramente tranquilizante y con efecto robustecedor sobre el sistema nervioso. Tomada de manera continuada, nos proporcionará nervios de acero.

Ayuda al buen funcionamiento de la glándula tiroides, corrige el estreñimiento, cura el colon irritable, combate los estados de debilidad, es buena para los enfriamientos y, aplicada externamente, reduce las hinchazones de los pies cansados.

1.8 LOS ALIMENTOS VEGETALES

Empieza ya a estar lejana aquella época en la cual la gente pensaba que los alimentos cárnicos eran la mejor forma de alimentación y que los vegetales debían ser apenas una guarnición o complemento. Hoy día, ya nadie cuestiona la supremacía de los alimentos de la tierra sobre los cárnicos y solamente "expertos" en alimentación presionados económicamente por las industrias cárnicas pueden seguir hablando favorablemente de la carne.

El ser humano es básicamente un herbívoro adaptado a otras formas de alimentación, pero un herbívoro, a fin de cuentas. Tampoco es casual que todas las religiones, todas sin excepción, prohíban de una u otra manera el consumo de carne, como es el caso de la cuaresma cristiana, pero nunca lo hagan con los vegetales. También es significativo que incluso aquellos que más defienden el consumo de carne, como son los médicos, cuando se encuentran con un enfermo delicado le aconsejan tomar verduras preferentemente. Si a esto añadimos que las carnes no tienen propiedades curativas y que su consumo provoca docenas de enfermedades, veremos que el consumo de vegetales supera en calidad y eficacia al cárnico.

Por resumir de alguna manera esta introducción, diré que los vegetales no provocan enfermedades, nos proporcionan todos los nutrientes necesarios para la vida y, además, sabiamente administrados nos pueden curar de muchas enfermedades.

Para afianzar aún más estas conclusiones, solamente hay que repasar su consumo desde que el hombre existe y comprobar que, salvo en nuestro siglo, su consumo era la base de la alimentación humana. Según los datos disponibles, hace más de cuatro mil años el hombre cultivaba ya nabos, cebollas, coles, pepinos, judías, lentejas, soja, trigo, cebada, mijo y arroz. Hace dos mil años introdujo los rábanos, zanahorias, remolachas, ajos, lechugas, espárragos, guisantes y avena. A partir de la era cristiana cultivó también los berros, las espinacas y el perejil, y recolectó las setas. Y procedente de los primitivos americanos se introdujo en Europa las patatas, el cacao, el tomate y el maíz.

Éstas serían, de manera resumida, las principales propiedades alimentarias y curativas de los vegetales.

Acelga

Aporta 27 calorías, 90,8 de agua, 1,6 de proteínas, 0,4 de grasas, 5,6 de carbohidratos, 110 mg de calcio, 29 mg de fósforo, 3,6 mg de hierro y hasta 300 mg de provitamina A. También contiene abundante vitamina C.

Ayuda a combatir la excesiva producción de ácido láctico, previniendo por tanto la aparición de agujetas. Es ligeramente laxante.

Achicoria

Se utiliza su raíz tostada para preparar un sustituto extraordinario del café. Contiene dos principios amargos, la intibina y la inulina, los cuales le dan sus buenas propiedades como tónico, estomacal y favorecedora de la función biliar y digestiva.

Se puede consumir en cualquier momento del día, ya que no es excitante. En el mercado no disponemos de hojas de achicoria para el consumo, aunque se puede coger silvestre y tomarla en ensalada.

Ajo

Hay ya cientos de libros escritos sobre el ajo y sus propiedades medicinales y a ellos remito al lector para no extenderme demasiado.

Su composición es la siguiente: 134 calorías, 5,3 de proteínas, 0,2 de grasas, 29,3 de carbohidratos, 38 mg de calcio, 134 mg de fósforo, 1,4 mg de hierro y 0,21 mg de vitamina B-1. A estos nutrientes habría que añadir otros componentes que le confieren sus propiedades terapéuticas, entre ellos el alilpropildisulfuro, el aliltrisulfuro y el aliltetrasulfuro. Todos ellos son aceites azufrados y los responsables de su olor característico.

El ajo crudo no siempre es bien tolerado gástricamente y cocinado pierde muchas de sus propiedades curativas. Se hace necesario, por tanto, consumirlo en forma de perlas o cápsulas cuando queramos utilizarlo como curativo.

Sus principales propiedades son: desinfecta el intestino, limpia las vías respiratorias de mucosidades, combate la difteria y el reumatismo, ayuda a expulsar las lombrices, normaliza la tensión arterial y corrige la arteriosclerosis, estimula la digestión, mejora la función de la vesícula biliar y fortalece el corazón.

Todo deportista debería incluir el ajo, al menos como condimento, en su alimentación.

Alcachofa

Contiene 29 calorías, 2,7 de proteínas, 0,2 de grasas, 5,9 de carbohidratos, 44 de calcio, 58 de fósforo, y 0,8 de niacina. También es rica en enzimas, manganeso, mucílagos, peptina y sustancias amargas que le confieren sus propiedades medicinales. Para este fin es preferible consumir las hojas y el tallo, ya que la parte comestible es menos activa.

Cuando se cocinen hay que beberse también su zumo y hay que procurar comer las hojas más verdes, ya que la parte blanca apenas es interesante como nutriente. En conserva no sirve como medicinal.

Es útil como depurativa, fortalecedora del hígado y la vesícula, es diurética y estimula el apetito. Baja el colesterol y favorece la oxidación de los hidratos de carbono, propiedad ésta que hace que su consumo sea muy importante para los deportistas.

Un plato de patatas con alcachofas es un plato energético y bien tolerado.

Mejora la diabetes, la obesidad, la eliminación de urea y

corrige los gases intestinales.

Apio

Aporta 19 calorías, 0,8 proteínas, 0,2 grasas, 4,2 carbohidratos, 52 mg de calcio, 36 mg de fósforo, 1,4 de hierro y 8 mg de vitamina C. Las hojas contienen también aceite etéreo de apio, inosita y sales minerales. El bulbo, además, contiene azúcares, almidón, pentosas, colina, tirosina, glutamina y asparragina.

Tiene efecto diurético al dilatar los vasos renales y ayuda a eliminar el ácido úrico. Las semillas tienen efecto sobre las hormonas sexuales y son afrodisiacas. Al mismo tiempo, el componente glucosamina le confiere propiedades antidiabéticas al ahorrar insulina.

Tiene efecto tónico para los deportistas, combate la depresión nerviosa y es eficaz en las convalecencias.

Berenjena

Contiene 29 calorías, 1,0 proteínas, 0,3 de grasas, 6,3 hidratos de carbono, 23 de calcio, 31 mg de fósforo. Es uno de los pocos vegetales que no contiene fibra y, por tanto, no es laxante.

Ayuda a combatir el insomnio y disminuir el colesterol.

Berro

Es muy rico en vitamina A (368 mg) y C (44 mg). También aporta bastante calcio (117 mg), fósforo (76 mg) y vitaminas del grupo B.

Se utiliza para curar casos de anemia, escorbuto y como remineralizante. Posee propiedades para curar infecciones bronquiales y su efecto antibiótico es comparable a la penicilina. No debe ser consumido por los enfermos renales.

Berza

Aporta 44 calorías, 4,5 de proteínas, 0,7 de grasas y cantidades altas de calcio (252 mg) y fósforo (881 mg). También contiene hierro (2,2), mucha vitamina A (671), vitamina B-1 (0,16), B-2 (0,24 mg) y 125 mg de vitamina C. Además de esta riqueza tan alta en vitaminas contiene grandes cantidades de minerales y sobre todo la preciada vitamina U.

Se cultiva casi exclusivamente en el norte de España, donde es muy apreciada para la alimentación del ganado y del hombre. Posee propiedades extraordinarias para cicatrizar las úlceras gástricas y duodenales, las cuales cura en poco menos de un mes, sobre todo si se toma el jugo.

Brécol

Similar a la coliflor, aunque mucho más digerible, el brécol es rico en vitamina C (94 mg), vitamina A (186), calcio (116 mg) y fósforo (84 mg)

Calabacín

Es pobre en nutrientes y aporta solamente 24 calorías.

Se puede utilizar como desintoxicante después de enfermedades y ayuda a calmar el sistema nervioso.

Cardo

Poco utilizado en la alimentación, es un alimento hipocalórico muy indicado en las dietas de obesidad, pero rico en calcio (114 mg) y hierro (1,5 mg), y resulta muy adecuado para mejorar la función hepática y biliar.

Estimula el apetito y la producción de orina.

Cebolla

Condimento poco valorado, quizá a causa de su escaso valor alimentario, pero con grandes propiedades curativas. Su componente principal es un aceite etéreo azufrado, el cual es el responsable de su olor, sabor y la irritación lacrimal que provoca.

En estado fresco (sus propiedades se pierden en parte al cocerla) estimula la secreción gástrica, elimina los parásitos intestinales, mantiene la flora intestinal sana, favorece las secreciones hepáticas y pancreáticas, y ayuda a mejorar la salud de los diabéticos al actuar sobre el metabolismo del azúcar gracias a su contenido en glucoquinina.

También es diurética, estimula el corazón, baja la tensión arterial alta, descongestiona los pulmones, calma la irritación de garganta, mitiga el estrés y por su contenido en flúor mejora el hipertiroidismo y la calidad del esmalte dentario.

Localmente se puede utilizar contra las picaduras de arañas, mordeduras de serpiente, urticarias, furúnculos, hemorroides y dolores de muelas. También se nombran sus propiedades para mejorar las varices, la ciática, el reumatismo y la urticaria.

Es muy útil combinada con las carnes y pescados, ya que así se mitigan en parte los elementos perjudiciales de estos alimentos.

Coliflor

Aporta 33 calorías, 2,8 de proteínas, 6,5 de carbohidratos, 33 mg de calcio, 58 mg de fósforo, 82 mg de vitamina C y cantidades menores del grupo B.

Es rica en esteroles (hormonas vegetales) y es depurativa, remineralizante y ligeramente laxante. No es adecuada para dietas de obesidad, ya que frena ligeramente el metabolismo.

Para evitar las fermentaciones que suele producir su consumo se debe combinar con espinacas o acelgas, ya que la clorofila de éstas anula en parte la formación de gas.

Es algo sedante.

Col de Bruselas

Contiene 50 calorías, 5,2 proteínas, 9,9 carbohidratos, 47 mg de calcio, 92 mg de fósforo, 1,7 mg de hierro, 48 mg de vitamina A, 82 mg de vitamina C y cantidades apreciables de vitamina B.

Algo más nutritiva que la coliflor, es una verdura de alimento concentrado y que produce menos fermentación intestinal que las otras de su misma familia.

Escarola

Contiene apenas 20 calorías, 1,7 de proteínas, 4,1 de

carbohidratos, bastante calcio (79 mg), nada de fósforo, mucha vitamina A (263) y 0,12 mg de vitamina B-2. Es muy rica en sílice y vitamina C.

Poco consumida en relación con la lechuga, la escarola es una verdura remineralizante, diurética y ligeramente laxante.

Estimula el apetito, siendo recomendable comer las hojas más verdes e incluso añadirla para realizar caldos de verduras.

Espárrago

Pobre en calorías (22), contiene 2,0 de proteínas, 4,4 de carbohidratos, 43 mg de fósforo, 9S de vitamina A y bastante vitamina B.

Su principio activo es la asparraguina, el cual es un diurético potente (presente en la parte verde)

Los espárragos crudos son ricos en albúminas y clorofila.

Ayudan a eliminar la retención de líquidos, ya sea en tobillos, vientre o por causas cardiacas, siendo adecuados para bajar de peso en sustitución de la sauna.

No deben consumirlos los que padezcan insuficiencia renal u otras nefropatías.

Espinaca

Contiene 30 calorías, 2,8 de proteínas, 4,9 de carbohidratos, 60 mg de calcio, 30 mg de fósforo, 3,2 mg de hierro (la más rica de todas las verduras, después de la acelga), casi 400 de vitamina A y 46 mg de vitamina C.

El agua de su cocción hay que evitar consumirla, ya que es muy rica en oxalatos.

Es útil para aumentar la cantidad de glóbulos rojos, pero para ello hay que tomarla cruda. Adecuada también para jóvenes débiles y para mejorar las defensas. Un zumo de espinacas y tomates mejora las heridas o llagas.

Grelo

Poco consumido normalmente, salvo en los restaurantes, es muy similar a las hojas del nabo y muy sabroso aderezado con cebolla. Es bastante nutritivo, rico en vitaminas y minerales, y está indicado en las indigestiones o las infecciones estomacales.

El caldo de grelos ayuda a realizar bien las digestiones de otros alimentos mal tolerados.

Guisantes

Aporta bastantes calorías (97), proteínas (7,6) e hidratos de carbono (21 gr) También es muy rico en fósforo (124 mg) y sobre todo vitaminas del grupo B. Su contenido en fibra es superior a todas las verduras.

Es un alimento muy nutritivo que combina bien con casi todos los demás, incluida la carme.

Judía verde

Contiene pocas calorías (36), 2,0 de proteínas, 6,6 de carbohidratos, 55 mg de calcio, 45 mg de fósforo, 1,7 mg de hierro y pequeñas cantidades de vitamina B y C.

Por su abundancia en clorofila es muy nutritiva y de utilidad para los anémicos. Posee propiedades depurativas y diuréticas, y ayuda a bajar los niveles de glucosa en sangre, siendo por tanto una verdura adecuada para diabéticos.

No debe ser consumida antes de las pruebas deportivas por la posibilidad de que provoque hipoglucemia.

Lechuga

Es la verdura que más agua contiene de todas (un 95 por 100) y una de las más pobres en calorías (15), siendo bastante equilibrada en cuanto a su contenido en vitaminas y minerales.

Gástricamente se tolera perfectamente hasta por los estómagos más delicados y combate la acidez de la sangre.

Posee propiedades degenerativas por su contenido en vitamina E, es diurética moderada, aperitiva y ayuda a los organismos debilitados a reponerse.

Su única contraindicación en el deporte es que induce al

- sueño, por lo que no debe ser consumida en las horas que preceden a las competiciones, dejándola para la noche, con lo que tendremos un sueño más reparador.

Pepino

Junto a la lechuga, es la verdura que menos calorías aporta y la más rica en agua. No tiene apenas proteínas (0,7 g.), apenas hidratos de carbono (3,4) y es pobre también en minerales y vitaminas.

Sin embargo, aunque su riqueza nutritiva sea poca, es complemento ideal para las dietas de adelgazamiento en verano y neutraliza la acidez de músculos, sangre y orina. Mejora las irritaciones intestinales y estimula la función renal; combinado con pan integral, mejora la artritis y la gota, y es depurativo para el hígado.

Externamente se utiliza para muchas enfermedades de la piel y se le atribuyen propiedades rejuvenecedoras, quizá por el estímulo que provoca en las suprarrenales. Se dice que mejora la visión, el pelo y las uñas, así como todo el sistema neurovegetativo. Es una verdura apropiada para deportistas veteranos, sobre todo en verano.

Pimiento

Contiene 31 calorías, 1,2 de proteínas, 7,1 de carbohidratos, 48 de vitamina A, 0,24 de B-2 y más de 115 mg de vitamina C, así como cantidades significativas de flavonoides.

Su riqueza en azúcares y vitamina C hace del pimiento un valioso alimento para deportistas, sobre todo consumido crudo.

Mejora a los reumáticos, tonifica el aparato digestivo, depura el hígado, facilita la digestión de las grasas alimentarias, combate la uremia y estimula el apetito.

Puerro

Contiene 57 calorías, 1,8 de proteínas, 14,2 de hidratos de carbono, 56 mg de calcio, 48 mg de fósforo, 1,3 de hierro y vitaminas B y C. También contiene sustancias azufradas.

Tiene buena reputación para el tratamiento de los catarros, siendo adecuado para despejar las vías respiratorias de mucosidades. No pierde propiedades al hervirse y combina bien con los alimentos.

Baja la fiebre, mantiene las funciones urinarias y combate las infecciones intestinales.

A los deportistas les ayudará a bajar de peso y a mejorar la función respiratoria.

Remolacha

Aporta 44 calorías, 1,7 de proteínas y 9,5 de carbohidratos. Es rica en carotenos y hierro, siendo una de las verduras más adecuadas para combatir la anemia. Contiene azúcar muy asimilable y se utiliza desde antiguo para mejorar el hígado y el aparato digestivo. Se tolera bien por los estómagos sensibles. Muy adecuada para los deportistas por su acción energética y su aporte de hierro. Debiera formar parte de las ensaladas cotidianas.

Tomate

Pobre en calorías (21), en proteínas (0,3 g.) y en carbohidratos (4,6 g.), así como en calcio y fósforo, es no obstante un alimento equilibrado en vitaminas A, B, C y potasio.

Por su riqueza en potasio neutraliza la acidez, baja la tensión arterial, es diurético, estimulante muscular y estimula el apetito. Posee efectos laxantes, excelente para las enfermedades del hígado, páncreas y pulmones, y ayuda a conciliar el sueño.

Mezclado con pan integral es un sabroso y saludable aperitivo y mejora las úlceras internas.

Deben abstenerse de tomarlo los que padezcan del riñón y no conviene mezclarlo con leche, queso, frutas, dulces, chocolate o miel.

Adecuado para ser tomado por los deportistas como zumo con una pizca de sal, en los meses de calor. Les aporta los minerales que se eliminan por el sudor de una manera paulatina.

Zanahoria

Aporta 41 calorías, 34 mg de calcio, 26 mg de fósforo y cantidades altas de vitamina A (1.176). Es también un alimento equilibrado y se puede consumir tanto cruda como cocinada.

Combate la acidez de estómago, cicatriza úlceras gástricas, mejora la visión, repara imperfecciones de la piel, mejora la función hepática y con miel es buena para la bronquitis. Es un buen remedio para las diarreas y el zumo constituye un buen tónico.

1.9 OTROS ALIMENTOS

LOS PESCADOS

Pescados azules

De ser considerados unos alimentos a prohibir en la mayoría de las personas, han pasado a recomendarse para todo tipo de dolencias y el aceite extraído de ellos se utiliza ampliamente para solucionar unos cuantos problemas.

En el mar está nuestra futura despensa y en el mar podemos encontrar, lo mismo que en tierra, la solución a nuestras enfermedades. Lo único que ocurre es que intereses comerciales han motivado que se considere a la carne de mamífero un alimento superior al pescado, cuando no es así. Primero por la razón anteriormente expuesta de que el hombre debe consumir alimentos lejanos a él biológicamente y, segundo, porque el pescado es un alimento que nutre, no necesita cuidados especiales del hombre para crecer y su consumo no genera enfermedades posteriores.

En este capítulo hablaremos solamente del pescado azul, cuyas cualidades nutritivas son sumamente importantes.

Entre el pescado azul más utilizado tenemos los siguientes:

- Anchoa: 95 calorías, 21,5 g. de proteínas, 0,4 g. de grasas y 0 g. de hidratos de carbono.
- Anguila: 233 calorías, 15,9 proteínas, 18,3 grasas.
- Arenque: 142 calorías, 19 g. proteínas, 6,7 g. de grasa.
- Atún (en aceite): 288 calorías, 24,2 proteínas, 20,5 grasas.

- Bonito: 138 calorías, 23,5 proteínas, 4,2 grasas.
- Salmón: 208 calorías, 19,9 proteínas, 13,6 grasas.
- Sardinas (en aceite). 214 calorías, 25,3 proteínas, 11,7 grasas.
- Trucha: 82 calorías, 18,2 proteínas, 1,0 grasas.

Contenido en ácidos grasos Omega 3

Sardinas en aceite: 1,7%.

Arenque: 1,6%.

Trucha de lago: 1,6%.

Atún: 1,3%.

Salmón: 1,2%.

Bacalao: 0,3%.

A pesar de que se sabía que los esquimales consumían grandes cantidades de pescados azules, en Occidente se les consideró durante mucho tiempo muy perjudiciales para la salud y los médicos los prohibían enseguida a los enfermos. Tuvieron que pasar muchos años hasta que se demostró que no solamente no eran perjudiciales, sino que su consumo era casi imprescindible. El motivo no era otro que la presencia en ellos de una grasa poliinsaturada rica en ácidos grasos (imprescindibles para la vida) de la serie Omega 3. Los ácidos grasos más importantes de la serie Omega 3 son el EPA (eicosapentaenoico) y el DHA (docosahexaenoico).

La serie Omega 6, también considerados como esenciales, estaría compuesta por el ácido cis-linoleico (presente en el aceite de oliva), el gamma-linolénico (en las semillas de onagra y borraja) y el ácido araquidónico.

¿Cuál sería la importancia de estos ácidos grasos en la alimentación humana?

La explicación es su papel decisivo en la formación de

las prostaglandinas de la serie 3, vitales para la homeostasis del organismo. Aunque en el reino vegetal existen otros ácidos grasos también denominados esenciales, los de la serie 3 solamente los podemos encontrar en los pescados azules.

Los ácidos grasos poliinsaturados se pueden obtener también de los vegetales, a partir del ácido linoleico, pero siempre y cuando se den unas circunstancias orgánicas que no siempre se dan, como es la presencia de algunas vitaminas (en especial la E y la B-6) y minerales, como el cinc. De los aceites vegetales también se puede obtener un ácido graso altamente insaturado, como es el caso del ácido araquidónico.

Pero solamente se ha considerado esencial hasta ahora el ácido linoleico presente en los vegetales, queriendo explicar con la palabra esencial que es un compuesto que hay que ingerir con la dieta, ya que no puede ser sintetizado por el organismo y es vital para la salud.

> Su presencia es necesaria para todas las funciones básicas celulares, ya que su pared contiene grasas de este tipo y la necesitan para mantener su integridad y permeabilidad.

Los análisis realizados en los esquimales revelaron ya hace tiempo que eran poco propensos a padecer enfermedades cardiovasculares y eso a pesar de que consumían grandes cantidades de grasa de pescado, algo hasta entonces considerado perjudicial. Lo cierto es que la sangre de los esquimales no contenía niveles elevados del colesterol LDL (mal colesterol) y, por el contrario, tenían niveles altos del colesterol HDL (el buen colesterol). Aunque todo el secreto de su salud no lo podemos cifrar en el consumo de carne de pescado azul (influye el ejercicio, la poca contaminación, etc.), un exceso de ácidos grasos de la serie Omega 3 puede evitar niveles peligrosos en las enfermedades vasculares.

El colesterol LDL (lipoproteínas de baja densidad) bloque la pared arterial, impide su permeabilidad, estrecha el paso de la sangre y aumenta la tensión arterial. Para evitar esto no basta con disminuir los niveles de colesterol, sino que hay que tener una cantidad correcta de triglicéridos. Las cifras medias de colesterol en un adulto deben oscilar entre 150-220 mg, procurando que no bajen demasiado, ya que es necesario para la formación de hormonas esteroides y la bilis.

Cuando las cifras de colesterol LDL han aumentado, el peligro de declararse una trombosis o una enfermedad coronaria aumenta también, ya que el riesgo de formarse un coágulo es muy alto. Una persona aparentemente normal hasta entonces puede morir súbitamente de un infarto de miocardio. Los aceites de pescado azul, los de semilla, los de onagra o borraja y la lecitina, ricos en ácidos grasos insaturados, pueden evitar en parte este dramático hecho.

Se sabe que las plaquetas usan ácido araquidónico para formar el tromboxane A2, sustancia que hace que las plaquetas inicien su proceso de coagulación, al mismo tiempo que provocan una vasoconstricción venosa, factores decisivos para detener una hemorragia. Esto, que en circunstancias normales es imprescindible, en una persona con riesgo de trombosis puede resultar fatal. Dosis adecuadas de aceite de pescado normalizarían la tendencia a los trombos sin alterar el tiempo de coagulación.

Como preventivo, los aceites de pescado evitan la inflamación de la pared venosa, manteniendo su permeabilidad y elasticidad; evitan el espesamiento de la sangre y ayudan a que los glóbulos rojos puedan pasar con facilidad a través de las arterias. Contribuyen, por tanto, a asegurar el suministro de oxígeno a las células.

En el supuesto de que ya existan coágulos formados, los aceites de pescado pueden poco a poco iniciar un proceso de disolución y evitar así que avance la enfermedad.

La controversia sobre estos aceites es que quizá pueden incrementar el riesgo de hemorragia cerebral y quizá en estos casos fuera más útil administrar aceite de onagra, rico en ácido araquidónico. De todas maneras, todavía es pronto para llegar a una conclusión certera.

Solamente los diabéticos no deberían tomar suplementos de estos aceites y limitarse a comer pescado azul, ya que un exceso puede incrementar los niveles de glucosa en sangre al disminuir la producción de insulina. Dado que una de las complicaciones de la diabetes son las hemorragias retinianas, es más recomendable, por tanto, tomar suplementos de onagra o borraja.

No debemos olvidar que a partir de los aceites vegetales también podemos formar ácidos grasos EPA y DHA, y que la soja o los frutos secos son buena fuente de estas grasas saludables.

Otros pescados y productos del mar

No es casual que se considere al mar como la despensa de la humanidad, ya que sus reservas son casi inagotables y no se necesita apenas la mano del hombre para mantenerla.

Injustamente despreciado en favor de la carne, el pescado contiene proteínas de alto valor biológico pero, además, es muy rico en minerales. Se asimila mejor que la carne, su consumo genera muy pocas enfermedades y es adecuado incluso para niños y enfermos.

Aunque la pesca de peces pequeños está prohibida, algo totalmente lógico, su consumo sirvió anteriormente como fuente directa de calcio y fósforo, presente en las espinas.

Si el ser humano aprendiese a triturar las espinas de los pescados y a incorporarlas posteriormente a su alimentación, tendría la más perfecta ración de calcio conocida, superior a la leche. También, y de la misma manera, el consumo de la cabeza ayudaría a mejorar la memoria y la vista, ya que el cerebro y los órganos de la visión constituyen la base de la organoterapia, ciencia que para curar un órgano utiliza uno similar. Si queremos curar los ojos comeremos ojos y si tenemos poca memoria comeremos cerebros. Aunque pueda parecer algo pueril, dicha organoterapia se practicaba con éxito desde la época de las pirámides y hoy renace con más fuerza que nunca.

Los pescados blancos (pescadilla, lenguado, merluza o la perca) contienen poca grasa, aportan pocas calorías, son fuentes de vitamina B y hierro, y su digestión es fácil y ligera. Apenas hay estómagos que no lo toleren.

Todos los pescados hay que consumirlos después de cocinados, ya que crudos plantean problemas de salud y, además, son indigeribles. Bien sea a causa de la contaminación marina o a los mismos microorganismos que se forman rápidamente al morir, el pescado crudo no es recomendable.

Utilidad deportiva

Es un excelente alimento, tanto por su contenido en proteínas asimilables, como por su gran digestibilidad y ausencia de grasas saturadas. Se puede consumir poco tiempo antes de la competición y es el sustituto ideal de la carne.

Al igual que otros alimentos, las virtudes del pescado no tienen relación al precio de coste. En este sentido, la merluza no es mejor que los bacaladitos, ni la lubina superior a la pescadilla. Solamente es cuestión de gustos y cada cual posee el suyo propio. No caigamos en la trampa de pensar que lo más caro es lo mejor.

LAS CARNES

En la época que vivimos ya son pocas las personas que defienden la alimentación cárnica como algo esencial para el ser humano. Lejos ya de las manipulaciones de la industria cárnica, por un lado, y de los malos médicos, por otro, el consumidor ya va teniendo las cosas más claras y sabe que sin comer carne se puede vivir perfectamente, lo mismo que sin vino o embutidos.

Son tantas las mentiras que se han dicho sobre la alimentación cárnica, en el sentido de que sus proteínas eran esenciales para los humanos, que aún hoy todavía hay madres que creen que el mejor alimento que pueden dar a sus hijos es el jamón serrano, el hígado de ternera o el solomillo. También es normal que cuando una persona quiere quedar bien con otra le invite a un restaurante de lujo donde, casualmente, la carne es el plato principal y el más caro. ¿Cuestión de gustos o cuestión de dinero? Me inclinaría a pensar que es lo segundo, ya que si la carne de ternera costase a cincuenta pesetas el kilo y las alcachofas a tres mil pesetas, seguro que en todos los banquetes se consumirían alcachofas.

Una de las tonterías que se dicen es que la carne no engorda y mucho menos si la hacemos a la parrilla. Esta es una aseveración mantenida por algunas personas con vocación de dietólogos, los cuales suelen recomendar la carne a la parrilla como más saludable o menos engordante que si la freímos o la cocemos.

Solamente utilizando un poco de sentido común y algo de conocimiento, se verá que es una teoría sin fundamento. La carne hecha a la parrilla (supongo que no se referirán también a las barbacoas que nos aportan las cancerígenas nitrosaminas) se hace con apenas una gota de aceite, precisamente una grasa que es muy beneficiosa para la salud. Al eliminarla no se elimina nada perjudicial sino al revés.

> Sin aceite en la fritura la carne sigue engordando lo mismo, genera las mismas purinas, contiene la misma cantidad de grasas saturadas y sus proteínas son las mismas, pero hemos quitado lo único que era algo saludable y recomendable, o sea, el aceite de semillas.

Tomarla poco hecha tampoco es recomendable, ya que encima nos proporciona unas proteínas poco asimilables.

El pernicioso hígado

Si hay un alimento que goza de una buena fama totalmente inmerecida, éste es el hígado. Hoy día son pocas las personas que no piensen que es el mejor alimento cárnico que existe y el más nutritivo. Tanto es así, que suele ser el primer alimento cárnico que toman los niños pequeños, en la creencia de que es el más saludable.

Pero les contaré brevemente de dónde le viene la buena fama a tan perjudicial alimento.

A principios de este siglo era muy normal encontrar gentes que padecían una enfermedad llamada anemia perniciosa, para la cual apenas se conocían remedios eficaces. Después de muchas pruebas, encontraron que se debía principalmente a la carencia de una vitamina llamada B-12 y a un factor que debería estar presente en los intestinos, llamado posteriormente «factor intrínseco».

Analizados algunos alimentos encontraron uno, el hígado, que era rico en esa vitamina además de en otros nutrientes igualmente importantes. Sin pensarlo más lo administraron debidamente cocinado a los enfermos, pero éstos, contra todo pronóstico, apenas mejoraron. La razón estaba en que una vez cocinado el hígado la vitamina B-12 se destruía casi en su totalidad.

Tal problema no desmoralizó a los médicos, los cuales pensaron que con darlo en forma cruda sería suficiente. Pero si el hígado ya era poco agradable debidamente cocinado, en estado crudo era insoportable y, además, sus nutrientes no se podían absorber en el aparato digestivo de los humanos. Nada raro ya que, a fin de cuentas, no somos carnívoros en el sentido estricto de la palabra. Podemos comer carne, pero después de someterla al calor.

Lo que ocurrió después de estos fracasos hospitalarios ya es bien sabido. Se inventaron los extractos de hígado y se administraron en forma inyectable al principio y como grageas o bebible posteriormente. La humanidad había resuelto así el problema de la anemia perniciosa.

Pero si ya sabemos que el hígado no es asimilable crudo y que cocinado pierde los nutrientes principales, ¿por qué las personas y los médicos siguen creyendo que es el alimento ideal para niños y personas débiles? Pues seguramente porque quizá no conocen la historia que les he contado.

Es cierto que el hígado de mamíferos es muy rico en proteínas, pobre en grasas e hidratos de carbono (no proporciona energía, por tanto), y que contiene cantidades importantes de hierro, calcio y vitaminas A, D y B- 12. Pero es que además de que su riqueza desaparece parcialmente al cocinarlo, es la víscera más tóxica de todas, mucho más incluso que los riñones.

Cualquier estudiante de medicina sabe que en el hígado se neutralizan la mayoría de los tóxicos que ingerimos, sobre todo los metales pesados, los gases de la industria y el alcohol. También almacena urea, produce bilis, acumula grasas y controla el colesterol. Cuando una persona come hígado está comiendo también todos los tóxicos presentes en él. Si a esto añadimos su mala asimilación y gusto extraño (nadie es capaz de comerlo crudo), es fácil de comprender que solamente la ignorancia motiva el que algunas personas le consideren un buen alimento.

Utilidad deportiva

Lógicamente, y según lo expuesto anteriormente, ningún deportista que quiera rendir bien y conservar la salud deberá comer tal alimento. Si necesita dosis extras de vitamina B-12 puede utilizar la que se encuentra en el alga *spirulina* y si desea hierro lo puede encontrar en las legumbres, remolacha roja, albaricoques o espinacas.

¿Qué es la carne?

La carne de mamíferos, pues de ella hablamos ahora, es un tejido muscular constituido por haces de fibras musculares rodeados de tejido conjuntivo y asociados a grasas saturadas. Darle al músculo lo que es del músculo, aunque parezca lo más lógico, no es aplicable al ser humano. En la medida en que un alimento está más próximo a la estructura biológica del ser humano, menos adecuado es para la alimentación.

El hombre debe comer alimentos lo más lejos posible de su escala evolutiva y en este sentido la carne de mamífero es lo más próximo a él, por tanto, totalmente inadecuada. El hecho de que no seamos por naturaleza antropófagos aunque muchas veces digamos eso de: "Te comería a besos" se debe no a una razón de ética sino a un motivo de salud. Todo lo que es igual a nosotros se rechaza. No buscamos nuestra alma general, sino el alma que nos complemente.

En esto de las carnes existen otros errores, como son el considerar de mejor calidad un solomillo que las costillas, o a la ternera mejor alimento que la vaca. Quedando bien claro que ninguna parte del animal es recomendable, la vaca es más nutritiva que la ternera y el solomillo alimenta igual que el pescuezo. La única diferencia está en el sabor y quizá en su contenido de grasas saturadas.

Una de las razones para someter a la cocción o la fritura a las carnes, es que el tejido conjuntivo contiene colágeno y éste se transforma en gelatina al hervirlo. De igual manera, la carne de los animales adultos contiene más tejido fibroso y eso le hace más dura. No obstante, si como parece existe un hábito de comer carne animal, al menos deberíamos dejar a los animales crecer antes de matarles. Sacrificar cerditos, terneros o cabritos casi recién nacidos, es una brutalidad incomprensible.

La carne de animal tampoco se puede comer nada más sacrificarlo y hay que esperar a la fase de putrefacción para que sea apetecible para el ser humano. En esa fase se forman ácidos que gelatinizan el tejido conjuntivo y así se hace lo suficientemente blanda. Pero lo que debe quedar bien claro es que se come carne putrefacta, una vez que ha desaparecido la fase de rigidez cadavérica.

¿Qué proporciona la carne?

Básicamente, proteínas de alto valor biológico, ricas en aminoácidos esenciales, pero de mediana utilidad neta. También aporta hierro, potasio, fósforo y cantidades pequeñas de vitamina B-l, B-2, B-12 y ácido nicotínico. No contienen apenas hidratos de carbono, no son por tanto energéticas y por contra son muy ricas en grasas saturadas. Por otro lado, también nos suministran purinas, oxalatos, mucopolisacáridos y nos dejan unos residuos ricos en ácido úrico y urea.

No hay apenas diferencias entre el ganado criado en granjas-factoría, con respecto al que se alimenta con pastos o hierba. Su contenido alimenticio es el mismo, aunque varíe su sabor final. Tampoco es superior la carne blanca de las demás, ni la roja proporciona más sangre a quien la consume. Por supuesto, la carne de toro no nos hace más varoniles ni la de antílope más veloces.

Diferentes tipos de carne

Por su contenido graso la relación es como sigue, de mayor a menor:

Tocino o panceta: 65 gramos/100 de producto.

Embutido (chorizo puro): 39 gramos.

Jamón serrano ahumado: 35 gramos.

Jamón serrano curado: 26 gramos.

Pavo: 20~2 gramos.

Oveja: 19,4 gramos.

Gallina: 18,7 gramos.

Vacuno mayor: 18,2 gramos.

Cerdo: 17gramos.

Ternera: 12 gramos.

Y en menor cantidad tenemos, de mayor a menor, al conejo, pollo con piel, morcilla, liebre, muslo de pollo, cecina y caballo.

En cuanto a su contenido en proteínas la mayor cantidad la encontramos en la cecina, seguida muy de lejos del conejo, el pollo, el pato, la oveja, la gallina, la vaca y la ternera. El último lugar lo ocupa el tocino o la panceta.

Respecto a su riqueza en minerales destacan los 93 mg de calcio de la cecina, los 320 mg de fósforo del pavo y los 44 mg de hierro de la morcilla.

Que no te den gato por liebre

Aunque seguimos insistiendo en que la carne no es un alimento saludable, las diferencias entre los distintos tipos de carne sería como sigue:

Bistec: Parte de la culata. Se sirve en láminas delgadas de dos centímetros y medio de espesor.

Entrecot: Parte ancha del lomo alto y algo rica en grasas.

Tournedó: Se conoce también como "redondo" y se utiliza cocido y presentado posteriormente en rodajas.

Filete: La carne denominada extra.

Solomillo: Igual que el filete pero se presenta en rodajas más gruesas y generalmente se come poco hecho.

Carne picada: Proporciona las mismas proteínas que cualquier carne, aunque hay que procurar que no contenga tocino de cerdo o despojos.

Escalope: Carne cortada a trozos y generalmente guisada con salsa.

LAS PATATAS

La palabra fécula ha sido últimamente interpretada como algo perjudicial para la salud y la mayoría de los médicos suelen prohibir los alimentos feculentos en muchísimas enfermedades. Sería algo así como la costumbre de prohibir «las grasas» o «el azúcar» indiscriminadamente.

Al hacerlo así, privan a las personas de unos alimentos de primera categoría, como es el caso de las patatas.

Se dice que un alimento es feculento cuando contiene mucha fécula, cuya denominación más correcta sería la de almidón. Este nutriente es un hidrato de carbono complejo, formado por la unión de numerosas moléculas de glucosa y, por tanto, la mejor manera de ingerir hidratos de carbono y la más saludable.

Estos hidratos de carbono complejos proporcionan unos niveles estables de glucosa en sangre, no provocan hipo o hiperglucemia y son imprescindibles en la terapia energética de los deportistas.

La patata es una planta herbácea anual de la familia de las solanáceas, procedente de los Andes americanos y cuyo cultivo data ya de hace dos mil años. Introducida en Europa por los conquistadores españoles, no se le atribuyó interesantes propiedades nutritivas en un principio e incluso se le consideró por la Iglesia obra del diablo. La presencia en ella de la solanina, sustancia tóxica de color verde que aparece cuando comienza a germinar, motivó el que incluso se la considerase antiguamente como un alimento tóxico.

Sin embargo, y a pesar de toda esta mala prensa, constituyó la base de la alimentación europea durante el siglo pasado y palió el hambre de muchísimas generaciones.

La patata es un alimento eminentemente energético (323 a 568 calorías, dependiendo de su preparación culinaria), tiene cantidades apreciables de proteínas (8,3 g.), apenas grasas (0,5 por 100), rica en fibra (1,8) y una cantidad aceptable de minerales y vitaminas, en especial de vitamina C. Por desgracia, a no ser que se consuma o se cocine con la monda se pierde esta última al someterla al calor.

A nivel deportivo, son un excelente alimento en cualquier época del año, suministran energía rápida y estable, tienen una tolerancia gástrica excepcional y admiten un sinfín de preparaciones culinarias, siendo pocas las personas que no la ingieren de una u otra manera.

Consumidas antes del ejercicio no engordan, sobre todo tomadas al vapor c en puré. Las patatas fritas son algo más indigestas.

Mediante su ingestión podemos tratar las úlceras de estómago, la artritis y suministrar potasio al organismo.

FRUTAS

De una manera muy resumida, ésta sería la clasificación más importante sobre sus cualidades.

Riqueza en calorías (mayor aporte energético):

Uva pasa (282), higo seco (274), ciruela pasa (255), dátil seco (224) y aceituna verde (116)

Pobreza en calorías:

Sandía (22), limón (29), papaya (32), lima (32) y fresa

Riqueza en proteínas:

Higo (4,3 g.), uva pasa (2,5 g.), ciruela pasa (2,1 g.) y guindas (1,8 g.).

Pobreza en proteínas:

Pera (0,3), manzana (0,3), piña (0,4) y sandía (0,5).

Fibra:

Dátil (2,7 g.), membrillo (2,2) y pera (1,9).

Riqueza en calcio:

Higo seco (126 mg), aceituna verde (61 mg), dátil seco (60 mg) y uva pasa (50).

Riqueza en fósforo:

Higo seco (116 mg), ciruela pasa (79 mg), uva pasa (73 mg) y melón (22 mg)

Riqueza en pro-vitamina A:

Albaricoque (223), ciruela pasa (130) y cereza (100).

Riqueza en vitamina C:

Fresa (70 mg), piña (61 mg), naranja (59 mg), limón (51 mg) y mandarina 53 mg

Todas las frutas son especialmente recomendables para los deportistas, bien sea por su aportación en azúcares de efecto inmediato y prolongado (sobre todo las secas), bien sea por su extraordinaria cantidad de agua y sales minerales (la sandía en especial), y también por su digestibilidad rápida.

Una recomendación para aquellas personas que gusten de los zumos es que éstos se efectúen en licuadora y se añada posteriormente la fibra resultante. De esta manera el líquido se podrá absorber mejor, lo mismo que las vitaminas. Un zumo demasiado purificado no es bien tolerado por el estómago y se necesita la presencia de la fibra para una absorción más paulatina y completa. Se le puede añadir agua en época veraniega, evitando así tomar un líquido demasiado espeso.

PROPIEDADES TERAPÉUTICAS

Cerezas

Los rabos de cereza son un excelente diurético y una ayuda para combatir la celulitis o la retención de líquidos. Las cerezas ayudan a eliminar el ácido úrico, cortan las diarreas y son necesarias en los regímenes adelgazantes.

Ciruela

Es un laxante extraordinario, descongestiona el hígado y los pulmones, y son estimulantes del sistema nervioso.

Coco

El coco fortifica los intestinos y el estómago, y es equilibrador del sistema nervioso.

Dátil

Es ligeramente laxante y elimina las flemas intestinales y bronquiales.

Fresa

La fresa alcaliniza la sangre, es diurética y es excelente para mejorar la gota, el reuma y el hígado. Aumenta las defensas y es hipotensora.

Higo

En estado seco es muy nutritivo, energético y con efectos tónicos. Es regenerador muscular, diurético, bronquial y laxante. Constituye un alimento a tomar en cualquier momento que nos sintamos sin fuerza.

Mandarina

Más dulce que la naranja, tiene propiedades digestivas y tónicas, aunque ligeramente sedante de los nervios por su contenido en bromo. La cáscara estimula el apetito, pero, dado que las comercializadas contienen un barniz para darlas brillo, no podemos recomendar su consumo.

Manzana

Es uno de los frutos mejor tolerados por el estómago, siendo, además, diurética, tónica nerviosa y muscular, antirreumática, depurativa, refrescante y laxante. Es mejor comerla en ayunas.

Melocotón

El melocotón fortalece el corazón y el hígado. Es sedante nervioso, mitiga los zumbidos de oídos, es diurético y combate el cáncer.

Melón

Poco energético, contiene muchas sales minerales. Su poder refrescante le hace imprescindible en verano y está recomendado en casos de gota o reumatismo. Es mejor tomarlo fuera de las comidas, ya que es incompatible con muchos alimentos y resulta, por tanto, indigesto.

Membrillo

Es astringente, aperitivo y estimulante del hígado.

Mora

Hay que comerla bien madura. Es fruta tónica, refrescante, depurativa y favorecedora de la circulación venosa.

Naranja

Es pobre en calorías y no sirve como energética. Ayuda a combatir los estados infecciosos, el reumatismo y es depurativa.

Pera

Bien tolerada por los estómagos sensibles, es nutritiva, depurativa hepática, diurética, antianémica y bien tolerada por los diabéticos.

Piña

Ayuda a digerir los alimentos a causa de sus fermentos digestivos (bromelina) y favorece el desarrollo óseo y dental, retrasando la aparición de caries. Purifica la sangre, ayuda a adelgazar y estimula el hígado y el páncreas.

Plátano

Muy nutritivo y energético, es bastante indigesto si no está maduro. Es mejor comerlo cuando ya se ha cristalizado la glucosa, lo cual se reconoce por la formación de una especie de jarabe marrón. Es sedante nervioso, ayuda a engordar y mejora las anemias.

Pomelo

Es aperitivo, digestivo, depurativo y ayuda a adelgazar. Actúa también como antihemorrágico, activador del hígado y tiene efectos tónicos en las suprarrenales y los riñones.

Sandía

Es la fruta más refrescante y aumenta la cantidad de glóbulos rojos. Mejora las prostatitis y no es recomendable comerla junto con el melón, ya que son incompatibles. Fruta imprescindible en verano para reponer agua y sales minerales.

Uva

Es la fruta más energética de todas, careciendo además de grasas. Sus azúcares son de absorción inmediata, sin metabolizar, y no sobrecargan la función hepática. También es laxante, combate la obesidad, desintoxica el organismo (ideal en las curas de ayuno), combate las fiebres y puede sustituir a la leche durante cortos períodos de tiempo.

LOS FRUTOS SECOS

Se considera fruto seco toda semilla comestible, generalmente compacta y que está encerrada en una cascarilla con cierta dureza. Hay algunas semillas que sin ser ciertamente un fruto seco las podemos encuadrar como tal y ejemplos de ello los tenemos en las pipas de calabaza o girasol y los pistachos.

Los frutos secos los podemos considerar como alimentos concentrados, con una cantidad importante de proteínas y ricos en ácidos grasos. Su riqueza en grasas es superior a la de las carnes grasas, aunque por supuesto más saludable. Esta composición suele dar lugar a errores, incluso en los médicos, los cuales cuando mandan suprimir las grasas incluyen también los frutos secos y los aceites, sin darse cuenta de que, mientras las de la carne son perjudiciales y aumentan el colesterol, las de los frutos secos son muy saludables.

El fruto que más cantidad de grasas poliinsaturadas contiene es la nuez y la pipa de girasol, y el que menos la avellana. Respecto a las grasas saturadas el más rico en ellas es el pistacho y el que menos el piñón.

El proceso de tueste de los frutos secos les hace perder nutrientes, principalmente la vitamina B-1.

Mezclados con otros alimentos, como pimientos, tomates o cebollas, constituyen una fuente muy completa de proteínas. Dado que su digestión es difícil, es requisito imprescindible el masticarlos profundamente antes de tragarlos y para los niños solamente se les administrarán en forma de puré o triturados.

Como suplementos para el deportista son buenos cuando necesitemos viajar con alimentos y no podamos cargar mucho peso, pero no son adecuados para antes del esfuerzo deportivo. Tienen un especial interés para los maratonianos y cualquier otro deporte en que se necesite energía de reserva, pero fácil de utilizar.

El coco

Protegido el fruto por una espesa capa fibrosa, el coco resiste muy bien el medio ambiente, e incluso se le puede meter en agua.

De él no se desperdicia nada y, por ejemplo, con la cáscara se fabrican esterillas, cuerdas, cepillos y redes de pesca. Con el zumo se hacen deliciosas bebidas, y con su carne, dulces, helados y bollería.

Contiene 296 calorías, 3,5 de proteínas, 27,2 de grasas, 13,7 de hidratos de carbono y cantidades pequeñas de calcio, fósforo y vitaminas. La proporción de potasio es alta, lo mismo que la de diversos enzimas, vitamina C y azúcar. En general, es un alimento de fácil digestión, que sacia muy pronto y muy refrescante en verano.

El mayor inconveniente del coco es su riqueza en ácidos grasos saturados, lo que hace que sea un alimento prohibitivo para personas con exceso de colesterol, diabetes, hipertensión, problemas circulatorios o con tendencia a la obesidad. No obstante, una persona sana lo puede consumir sin problemas, mucho más si lo mezcla con otros frutos secos.

Con la manteca del coco se fabrican jabones, mantequillas, margarinas, chocolates y se adulteran muchos alimentos. La tendencia a eliminar las grasas animales de la alimentación ha llevado a que los fabricantes traten de encontrar sustitutos de ellas y nada mejor que el coco o la palma. Pero el problema es que confunden al público, ya que denominan "grasa vegetal" a un producto como el coco, que es rico en grasas saturadas, precisamente la grasa que el consumidor trata de evitar.

Utilidad deportiva

Puede consumirse en poca cantidad por personas delgadas, con poca grasa cutánea y que necesiten un aporte extra de grasas con vistas a hacer ejercicio en lugares fríos o en el agua. Para estos deportistas la leche de coco es un excelente alimento que les proporcionará energía y calor. Pero, repito, cuidado con el colesterol.

Cacahuete

Protegido por una vaina dura, esta leguminosa originaria del Brasil, se cultiva en la actualidad en numerosos países africanos, chinos y de Estados Unidos. Durante varias generaciones sirvió de alimento para los esclavos, ya que era muy nutritivo, barato y se conservaba largo tiempo.

Su contenido calórico es muy alto, lo mismo que sus proteínas (28,8), siendo éstas de alta calidad biológica, ya que contiene todos los aminoácidos esenciales. Es rico en grasas (46,9), estando el 77 por 100 de ellas formado por ácidos grasos poliinsaturados. Contiene pequeñas cantidades de vitaminas A, C y D, siendo muy rico en las del complejo B, aunque la B-1 se destruye en el pelado y tostado. De especial interés es su alto contenido en ácido pantoténico, superior a cualquier otro alimento vegetal.

También se encuentran cantidades significativas de vitamina E, ácido fólico, inositol y los minerales azufre, fósforo, silicio, hierro, cobre, cinc, manganeso, cobalto, flúor, yodo y algunos más. El único inconveniente que tiene tan extraordinario alimento es que su consumo genera ácidos, lo que obliga a tomar alcalinos de cuando en cuando para compensar.

Un requisito importante es consumirlos crudos, ya que pelados y tostados pierden la mayor cantidad de sus propiedades y, además, se utilizan aditivos en este proceso que no los hace aconsejables para el consumo cotidiano.

Con su grasa se elaboran helados, turrones, margarinas, aceite y hasta quesos. Con la manteca se hacen supositorios y barras para los labios.

Utilidad deportiva

Como ya hemos dicho, es uno de los alimentos más ricos en proteínas de buena calidad y muy energético, lo que le hace especialmente útil para deportes en los que la fuerza muscular sea importante.

Ayuda a mejorar las articulaciones castigadas, mejora el asma y con su aceite se puede elaborar una bebida refrescante y adecuada para personas que comen poco.

Adecuados especialmente para climas fríos, los cacahuetes protegen también el sistema nervioso, combaten el exceso de colesterol y mejoran el acné juvenil.

Semillas de girasol

Despreciadas por los descubridores españoles y veneradas por los indios peruanos como un dios, las semillas de girasol no llegaron a España hasta el año 1504 y de aquí se extendieron a toda Europa.

Estas semillas son un tesoro alimenticio en pequeño y su uso como elemento curativo cada vez es más popular. Contienen 575 calorías, 22,4 de proteínas de buena calidad biológica, 51,4 de grasas, la mayoría poliinsaturadas, y 16,5 de hidratos de carbono. Son abundantes en minerales, especialmente en hierro, cobre, fósforo, calcio, potasio y magnesio, destacando no obstante su contenido en cinc como el más decisivo para sus propiedades terapéuticas. Se encuentran también cantidades significativas de vitaminas E, F, grupo B y algo de vitamina D, la cual no es normal encontrar en los vegetales. Son ricas, además en peptina y fibra.

Su alta digestibilidad, agradable sabor y el hecho de que no engorden han convertido a las pipas de girasol en un complemento alimentario ampliamente difundido por todo el mundo, siendo los jóvenes sus más continuados consumidores. Aunque lo ideal es que se consuman crudas, también pueden tostarse pero sus propiedades disminuyen.

En la actualidad su aceite se utiliza ampliamente en el consumo humano. aunque tan refinado que no lo podemos considerar como si fuera la semilla misma, ya que sus propiedades están sumamente alteradas con el refino. Afortunadamente, en el mercado existe aceite de prensado en frío o cápsulas de extracto de ese aceite, para aquellas personas amantes de los alimentos saludables.

Sus propiedades terapéuticas son muy amplias y abarcan desde el tratamiento de la esclerosis múltiple, el colesterol alto, la gingivitis (encías sangrantes), el asma bronquial y el mantenimiento de una piel sana.

Pueden ocasionar, no obstante, contracciones musculares intensas en la espalda que originan dolores similares al pinzamiento vertebral.

Utilidad deportiva

Aunque son un extraordinario alimento calórico y energético, no proporcionan la energía inmediata, por lo que se deberán consumir algunos días antes de la competición deportiva. Ayudan a combatir la obesidad, mitigan el hambre excesiva, favorecen la definición muscular, mejoran el funcionamiento de los pulmones y previenen los desgastes articulares.

Semilla de calabaza

Es uno de los vegetales comestibles mayores y se le consideró antiguamente como un símbolo de la salud y el progreso.

Aunque la carne de la calabaza se puede consumir hervida o al horno, o como postre, el mayor uso que de ella se hace es con sus semillas.

Son muy ricas en grasas insaturadas de extraordinaria calidad (50 por 100), en proteínas de gran valor biológico (35 por 100) y en vitaminas F, E y A. Contienen altas cantidades de fósforo, magnesio, hierro y cinc.

Lo ideal es comerlas verdes, de venta en herbolarios, siendo su sabor exquisito. Tostadas, pierden bastantes propiedades curativas. Se pueden añadir a los cereales, ensaladas, sopas, yogures o frutas.

El valor terapéutico de las semillas verdes de calabaza (cucurbita) es muy alto y excelente remedio para los problemas de próstata (inclusive el adenoma), enuresis nocturna en los niños, falta de fertilidad masculina y visión defectuosa.

Utilidad deportiva

Es un rejuvenecedor extraordinario del sistema endocrino, mejora la visión en lugares poco iluminados y corrige los mareos, tanto por viajes como por acrobacias o giros deportivos.

Avellana

El avellano ha proporcionado frutos incluso a los hombres prehistóricos, siendo un fruto apreciado desde siempre.

Contiene muchas calorías (647), proteínas (10,8), hidratos de carbono (19,8), pero sobre todo grasas (63,2). Es muy rica en calcio, vitaminas B-1 y B-2 y algo menos en vitamina C, hierro y fósforo. Su valor nutritivo es equiparable a la leche o los huevos, pero con la diferencia de que sus grasas son la mayoría insaturadas y les duplica en el calcio y el hierro. El contenido en magnesio es doce veces superior al de la leche y también se le encuentran cantidades importantes de azufre, cloro, sodio y vitamina E.

Se puede consumir cruda, tostada o mezclada con cereales, con lo cual tendremos un alimento de primer orden. Se puede elaborar leche de avellana, aceite para cocinar y mantequilla, y mezclada con miel es muy adecuada para los niños. Hay que guardarlas en cajas herméticas y en lugar frío si queremos conservarlas largo tiempo.

Utilidad deportiva

Al igual que el resto de los frutos secos, es un buen sustituto de los alimentos tradicionales y muy apto por tanto para viajes largos en los cuales no interese llevar alimentos perecederos.

Bien masticadas, o mejor aún, trituradas, las avellanas cubren la mayor parte de nuestras necesidades alimentarias diarias, aunque mucho más si las mezclamos con cereales u otros frutos secos. No son muy digestivas a causa de su dureza, salvo que las trituremos o mastiquemos bien.

Estupendas para alpinistas, maratonianos, espeleólogos, buceadores y para aquellas personas que no puedan tomar leche o huevos. También pueden sustituir a las proteínas de la carne, con la ventaja de que es un alimento alcalino y retrasa la aparición de las agujetas.

Castaña

Es un fruto muy extendido ya por toda Europa y antiguamente fue un alimento importante.

Contiene pocas calorías (191), apenas proteínas (2,8), restos de grasas (1,5) y abundancia de hidratos de carbono (41,5).

Su riqueza en minerales tampoco es alta, lo mismo que en vitaminas.

Se suele comer cocida o asada, ya que cruda es difícil de digerir. El *marron glacé,* célebre postre francés, está elaborado a partir de castañas. Tampoco hay que olvidar las célebres castañeras de la época invernal, todavía presentes en las grandes ciudades.

Utilidad deportiva

Al ser de difícil digestión hay que consumirla en los días

de descanso. Puede ser de utilidad para saciar el hambre y como alimento poco calórico.

Almendra

Las referencias históricas nos remontan a la Biblia y a los patriarcas José y Jacob. Los romanos solían comer una pequeña cantidad de almendras antes de los banquetes con el fin de impedir las borracheras. Posteriormente se generalizó su uso, tanto como alimento como cosmético, y hoy día es el fruto seco más consumido por la industria.

Sus dos variedades, amarga y dulce, las diferencian sensiblemente. Las amargas contienen un 45 por 100 de aceite, 25 por 100 de proteínas y un 3 por 100 de azúcar, mientras que las dulces contienen un 35 por 100 de aceite, un 25 por 100 de proteínas y un 6 por 100 de azúcar. Ambas son ricas en ácidos grasos insaturados.

El sabor de la amarga lo proporciona la amigdalina, el cual descompone una enzima en presencia de agua y produce glucosa, benzaldehído y ácido prúsico, este último letal a altas dosis. Para la elaboración del mazapán se le elimina antes.

Las almendras dulces son ricas en minerales como el calcio, fósforo, potasio, azufre, cloro, hierro, cinc, manganeso y cobre, además de en vitaminas del grupo B y algo de A.

Son especialmente ricas en calcio orgánico y en vitamina B-2.

Con las almendras trituradas se preparan turrones, mazapanes, la famosa leche de almendras (sustitutiva de la de vaca), y son ingrediente imprescindible en las salsas de carnes, *muesli,* tartas, frutas, ensaladas y platos esenciales.

Es beneficiosa para la diabetes y su leche altamente recomendable para enfermos de hígado o estómago, siendo su digestión extraordinaria.

Utilidad deportiva

Su leche puede sustituir con ventaja a la de vaca, tanto por digestibilidad, como por nutrientes, e incluso por su excelente sabor.

Mezclada con *muesli* es un desayuno extraordinario energético y que se puede tomar incluso una hora antes del entrenamiento deportivo. Adecuada también en épocas de calor intenso.

La almendra dura también se puede utilizar entre comidas, pero hay que masticarla bien.

Nuez

Apreciadas desde la antigüedad, las nueces fueron consideradas alimentos de los dioses, y los escritores griegos y hebreos hablan de ellas en sus libros.

La nuez es rica en calorías (664), grasas (67,2), pobre en hidratos de carbono (13,2) y mediana en proteínas (13,7). Contiene vitaminas del grupo B, E y algo de C las nueces verdes. Son ricas en fósforo, potasio, magnesio y azufre, y algo pobres en calcio, hierro, manganeso, cinc, sodio y cobre.

Con las nueces verdes, sin madurar, se preparan jarabes y con su aceite se aderezan ensaladas de sabor especial. Las nueces maduras o secas son aditivo interesante para multitud de platos, tanto salados como dulces, y mezcladas con miel son un postre exquisito. Triturándolas, podremos elaborar unos deliciosos bocadillos muy nutritivos.

Los usos medicinales son bastantes y entre ellos destacamos las enfermedades cardiacas, pero hay que comerse también la fibra seca que se encuentra dentro. También mejoran la memoria, ayuda al buen funcionamiento de la vesícula biliar y mejoran la digestión.

Utilidad deportiva

Son muy útiles para quienes deseen ganar peso y, por su riqueza en grasas insaturadas (50 por 100 del total), una buena fuente energética a largo plazo.

Pistacho

Es un fruto que ha desbancado a los demás, inclusive a los cacahuetes, más por novedad que por cualidades.

Contiene 596 calorías, 18,9 g. de proteínas, 54,0 de grasas, la mayoría saturadas, y pocos hidratos de carbono (19,7) Es rico en calcio (131 mg), en fósforo (500 mg), hierro (76 mg) Es el fruto que más vitamina A contiene (76).

Utilidad deportiva

Aunque por su riqueza en grasas saturadas no es muy recomendable, se puede tomar por deportistas inapetentes y delgados.

1.10 MEDICAMENTOS DOPANTES

Ocurre con demasiada frecuencia que un deportista acude al médico para curarse de una afección banal y el tratamiento que recibe contiene alguna sustancia considerada dopante. La mayoría de las veces ni el mismo médico sabe que esa sustancia está prohibida para deportistas. Unas veces porque aparentemente no parece un estimulante, otras porque la fórmula química está enmascarada bajo otros nombres, caso muy frecuente entre las anfetaminas.

Ésta sería una relación de las sustancias más utilizadas y algunos de los medicamentos que las contienen:

Teofilina (y derivados), ampliamente utilizada como broncodilatador en catarros: eufilina, fluidín mucolítico, muco-teolexir.

Anfetaminas (estimulantes que combaten el sueño y el cansancio): centramina, delgamer, mirapront, pondinil, rubifén, saurán.

Fenproporex (derivado anfetamínico utilizado para quitar el apetito) tegisec, dicel, antiobes retard.

Digoxina (cardiotónico muy clásico): lanacordín, lanirapid

Efedrina (antiasmático y estimulante respiratorio): bisolvón compositum, codelasa, fluidín, toscal.

Epinefrina (estimulante respiratorio y antihistamínico): aldo-asma, desenfriol, rinomicine, synalar nasal.

Fenilpropanolamida (estimulante general y descongestivo nasal): coricidín, durasina, mucorama, ornade.

Heptaminol (hipertensor): diclamina, denubil.

Teodrenalina (hipertensor): bifort.

Los de la lista que sigue a continuación, aunque no se les considera normalmente productos dopantes, ejercen un efecto negativo en los deportistas y muchas veces son los causantes del bajo rendimiento deportivo:

Ciproheptadina, inhibidor del apetito que produce sueño. Se encuentra en la mayoría de los preparados para estimular el crecimiento y el apetito. Tiene un efecto de rebote al suspenderse su administración: actilebol, pantobamina, tresorix, stolina.

Clorfenamina, antihistamínico que produce sueño y se vende sin receta para combatir gripes y catarros: frenadol, hubergrip, alergical, desenfriol.

Codeína, antitusígeno ampliamente difundido que deprime el centro respiratorio y puede ser muy peligroso en un deportista antes del esfuerzo: bisolvón compositum, dolvirán, analgilasa, frenadol, veganin.

Difenhidramina, antitusígeno y antihistamínico presente en medicamentos contra los catarros. Produce sueño y deprime la respiración: benadryl, bisolvón compositum.

Fenobarbital, barbitúrico que induce al sueño y deprime el sistema nervioso y casi todas las funciones orgánicas vitales: bellergal, distovagal, sinergina.

Metoclopramida, que reduce la motilidad intestinal y produce sueño. Se utiliza para afecciones gástricas: primperán, aerored sedante y plus, gastro-red, sulmetín.

Corticoides, hormonas cortiadrenales utilizadas como antialérgicas y para combatir inflamaciones y procesos reumáticos. En infiltraciones perjudican a corto plazo e impiden la regeneración de tejidos, tendones y huesos. Tienen un sinfín de efectos secundarios y no deberían utilizarse nada más que en casos extremos: celestone, cortidene, celesemine, urbasón, dacortín.

Anabolizantes

Hay que dedicarles un apartado especial ya que son ampliamente utilizados por los deportistas de elite. Mejoran la fuerza y el desarrollo muscular, dan más agresividad, favorecen la cicatrización de los huesos, aumentan el metabolismo de los músculos y producen engorde. Como efectos adversos tenemos los siguientes:

- Generan o activan procesos cancerosos.
- Atrofian los testículos y disminuyen la producción de espermatozoides.
- Aumento del vello cutáneo en mujeres y acné en ambos sexos.
- Aumento de la tensión arterial.
- Perjudica la función hepático-biliar.
- Aumentan la concentración de calcio en sangre.
- Hay un aumento de la grasa cutánea.
- Se produce una sobrecarga pancreática y aumentan los niveles de glucosa en sangre.
- Pueden producir serias psicosis en personas predispuestas.
- Se produce una hipertrofia de próstata.
- Producen úlceras gástricas.

Algunos ejemplos en el mercado son: deca-durabolín, fherbólico, testovirón depot, primodián, dinatrofón.

RESOLUCIÓN de 16 de marzo de 1999, del Consejo Superior de Deportes, sobre lista de sustancias y grupos farmacológicos prohibidos y de métodos no reglamentarios de dopaje en el deporte. (BOE de 27.3.99)

La Ley 10/1990, de 15 de octubre, del Deporte, en su artículo 56.1 asigna al Consejo Superior de Deportes la competencia de elaborar listas de sustancias y grupos farmacológicos prohibidos y de determinar los métodos no reglamentarios destinados a aumentar artificialmente las capacidades físicas de los deportistas o a modificar los resultados de las competiciones. Y todo ello de conformidad con lo dispuesto en los Convenios Internacionales suscritos por España y teniendo en cuenta otros instrumentos de este ámbito.

En consecuencia, por Resolución de 16 de marzo de 1998, del Consejo Superior de Deportes, este organismo determinó, en el anexo de dicha Resolución, la lista de sustancias y grupos farmacológicos prohibidos y los métodos no reglamentarios de dopaje, de aplicación, en las competiciones deportivas de ámbito estatal o fuera de ellas, a los deportistas con licencia para participar en dichas competiciones.

Habiendo surgido la necesidad de modificar dicha lista con el fin de adecuarla a las circunstancias y conocimientos actuales, este Consejo Superior de Deportes ha resuelto determinar una nueva lista, de aplicación en el mismo ámbito que la anterior, y que se encuentra contenida en el anexo de la presente Resolución.

MEJORAMIENTO DEPORTIVO A TRAVÉS DEL AGUA Y LA ALIMENTACIÓN

El agua

El agua es el principal e imprescindible componente del cuerpo humano y se estima que apenas podemos sobrevivir sin beberla más allá de cinco o seis días. El cuerpo humano posee aproximadamente la misma proporción de agua que en planeta Tierra, un 75 % al nacer, aunque al llegar a la edad adulta la proporción disminuye al 60 %, encontrándose la mayor parte en el interior de las células y el resto circulando por la sangre.

En todas las reacciones metabólicas productoras de energía se producen pequeñas cantidades de agua, especialmente en la oxidación de las grasas y de los almidones. Es por ello que su acción es tenida muy en cuenta en la práctica del deporte, donde es empleada no solamente como bebida básica, sino en abluciones y fricciones que ayudan a eliminar la fatiga y elevar la capacidad de trabajo, y la recuperación rápida de todo el organismo. La ducha posterior al entrenamiento es considerada no solamente como elemento higiénico, sino también como factor para la recuperación. Una ducha caliente, entre 30 y 33 grados, después de un entrenamiento o competición, calma el sistema nervioso, disminuye la tensión muscular superflua y favorece la aparición de sensación de frescura y bienestar. Durante la práctica del entrenamiento, las fricciones con un trapo empapado en agua y el masaje de los músculos fatigados estimulan la circulación sanguínea periférica, activan los procesos de oxigenación y ayudan a eliminar los metabolitos musculares. Este efecto es más elevado si se alterna el agua caliente y la fría (37 grados y 15 grados, durante 10 segundos de recuperación).

Alimentación

El rendimiento deportivo óptimo y la alimentación correcta van tan unidos que, hoy en día, sobre todo en los atletas olímpicos, no se puede concebir ganar ninguna competición, ni ser un profesional del deporte, si no es con una alimentación adecuada y controlada.

Los alimentos deben cubrir dos necesidades básicas, como son: la energética y la plástica, y éstas deben adaptarse a cada persona en particular. El hábito de comer en familia, a la misma hora, los mismos alimentos e igual cantidad para todos, puede ser muy emotivo desde el punto de vista social y humano, pero no lo es cuando buscamos la mejor alimentación para cada persona. El deportista profesional debe adaptar la alimentación a sus necesidades y apetencias, que se pueden ver influenciadas por los siguientes factores:

Edad: Las necesidades energéticas son grandes hasta los 25 años, para sufrir un descenso paulatino hasta la vejez, a causa de la menor actividad metabólica.

Sexo: Las mujeres tienen menores y distintas necesidades energéticas que los hombres.

El clima: En invierno es necesario un aumento de las grasas con respecto al verano, para evitar que el organismo utilice parte de las calorías consumidas en combatir el frío.

El carácter: Los individuos nerviosos e hiperactivos consumen más calorías.

Los hábitos: El deportista que fuma y bebe, el que trabaja en la oficina o el que lo hace en una fábrica, tienen distintas necesidades energéticas, lo mismo que quien descansa en sus ratos de ocio o el que va al baile.

Hidratos de carbono

Los carbohidratos son aquellos nutrientes que contienen carbono, hidrógeno y oxígeno, encontrándose en abundancia en los azúcares y el almidón, los cuales apenas contienen otros nutrientes en cantidades significativas. El almidón, por ejemplo, es un polímero (cadena ramificada) compuesto de moléculas de glucosa, el cual se encuentra presente en las verduras y los cereales, siendo absorbido y asimilado rápidamente por el organismo humano, pasando a constituir una fuente de energía imprescindible para el buen funcionamiento muscular. Los músculos, por tanto, no podrían contraerse sin glucosa, lo mismo que no podrían funcionar sin glucosa el corazón, el cerebro y el hígado, por tener unos ejemplos.

Una vez ingeridos, los hidratos de carbono son transportados por la sangre hacia el hígado, en donde se transforman en glucógeno hasta que pueden ser utilizados, o pasan directamente a los músculos si éstos se encuentran en movimiento. Los carbohidratos no utilizados se transformarán en grasas para ser utilizadas preferentemente en mantener la integridad de las paredes de las células corporales. Solamente en casos extremos, especialmente cuando la persona no hace ningún ejercicio físico o mental, estos hidratos de carbono se transformarán en grasa de reserva en el tejido adiposo. No obstante, este proceso no es instantáneo y se necesitan varios días de inactividad para que esto ocurra.

Los hidratos de carbono, por tanto, consumidos por una persona de vida activa, no producen obesidad y constituyen el alimento energético por excelencia, del cual el organismo aprovecha el 33 por 100 para suministrar energía, mientras que de las proteínas solamente utiliza el 15 por 100. En la dieta del deportista deben suponer un mínimo del 60 por 100 del total de comida ingerida e incluso más en épocas competitivas o de fuerte entrenamiento.

Un consumo de 400 gramos al día proporcionará más de 1.600 calorías de un total de 3.500 calorías, que necesitaremos en épocas de entrenamiento; esto, naturalmente, referente a un individuo normal en circunstancias normales, ya que el simple hecho de fumar nos aumenta en un 20 por 100 las necesidades calóricas (y por tanto de alimentos), lo mismo que el nerviosismo o los problemas emocionales. Las mujeres podrán lograr un buen rendimiento con solamente 3.000 calorías /día, a consecuencia del mayor almacenamiento de grasas que poseen.

Azúcares

Constituyen el carbohidrato por antonomasia, aunque suele formar parte de otros nutrientes, no existiendo en forma libre en la naturaleza.

Monosacáridos (azúcares simples):

Fructosa: También conocida como levulosa, se encuentra en las frutas y la miel y proporciona 4 kilocalorías por gramo. A diferencia de la glucosa, que se absorbe instantáneamente produciendo una subida y una bajada rápida de energía, la fructosa, es metabolizada y guardada, en parte, por el hígado en forma de glucógeno como reserva para cuando necesitemos hacer un esfuerzo. Su degradación final en glucosa hace que ya no se considere recomendable en los diabéticos. De todos los azúcares, es el que más glucógeno proporciona, pero tiene el inconveniente de que tarda más tiempo en absorberse y, por tanto, lo ideal sería tomar glucosa (que se aprovecha antes) y levulosa (que se aprovecha más cantidad, pero tarde) juntas, para así asegurar el aporte energético durante algunas horas. Un exceso de azúcares no podría ser metabolizado por el hígado y se eliminaría por orina. Recomendable para los deportistas.

Glucosa: Libre o combinada, es el compuesto orgánico más abundante de la naturaleza y la fuente primaria de la síntesis de energía de las células. Su fuente natural es la uva, la miel y el polen y tiene la ventaja, sobre el azúcar común o sacarosa, de ser asimilable en forma directa sin pasar por el proceso digestivo. Por ello, tomar una dosis de miel, zumo de uva o polen dos horas antes del entrenamiento siempre nos será útil y evitará un descenso peligroso de azúcar en sangre.

Galactosa: Se convierte en glucosa en el hígado, formando parte de las membranas celulares y de las neuronas. En la mujer se transforma en lactosa, siendo la leche su principal fuente.

Ribosa: Es el componente del ARN y el ATP.

Manosa: Se encuentra formando parte de algunos polisacáridos en plantas como el glucomanano y su principal función es producir energía.

Disacáridos (azúcares dobles):

Maltosa: El azúcar de malta (presente en los granos de cebada germinada) está formado por dos moléculas de glucosa y al producirse dicha unión se desprende una molécula de agua quedando ambas moléculas unidas. Recomendable para deportistas

Lactosa: Está formada por la unión de glucosa y galactosa que al unirse desprende una molécula de agua. Denominada como azúcar de la leche, en los humanos es necesaria la presencia de la enzima lactasa para su correcta absorción.

Sacarosa: La sacarosa (azúcar común), que para su comercialización es sometida a diversos procesos de blanqueado, pulido y deshidratado, necesita para ser absorbida, y por tanto utilizada, de una diastasa y la participación de la flora intestinal. Por este motivo su asimilación es más lenta y más dañina a nivel de hígado.

Se encuentra asociada en la remolacha azucarera y en la miel, unida a numerosos nutrientes. Se trata de un disacárido de glucosa y fructosa. No es recomendable de forma aislada en deportistas.

Isomaltosa: Formada por dos moléculas de glucosa

mediante el oxígeno, la encontramos en la cebada germinada.

Trehalosa: Está presente en los champiñones y setas, aunque a nivel industrial se obtiene del almidón procedente de cereales, y se usa en alimentos para deportistas.

Trisacáridos: (Azúcares triples)

Maltotriosa: Se extrae de los azúcares de la maltosa en su descomposición por medio de la fermentación por levadura, utilizándose para la elaboración de la cerveza.

Rafinosa: Se encuentra en las leguminosas, soja y fríjoles principalmente, y también en algunos cereales. Su consumo ocasiona flatulencia.

El glucógeno

Una vez ingeridos los hidratos de carbono, parte de ellos son transformados en glucógeno y, junto al ATP (adenosín trifosfato), nos liberan la energía necesaria para la contracción muscular. El glucógeno sobrante y no utilizado se almacena en el hígado y en los músculos para, posteriormente, ser de nuevo metabolizado y utilizado. Mientras que el glucógeno hepático sirve para mantener estables los niveles de glucosa en sangre, el almacenado en los músculos nos proporcionará un tipo de energía muy peculiar, la empleada en los ejercicios de alta intensidad o rapidez. También se utiliza cuando pasamos bruscamente de la inactividad al movimiento intenso, momento en el cual el cuerpo emplea inicialmente las reservas de ATP, pero cuya eficacia nunca es superior a los 60 segundos. Pasado este tiempo, el glucógeno hepático comienza a ser cedido a los músculos, aún a costa de desequilibrar el balance de glucosa en sangre. De continuar con la intensidad del ejercicio, comienza a producirse ácido láctico como consecuencia de la glucolisis, entrando ya en deuda de oxígeno que ocasionará los fenómenos oxidativos. Nada de esto ocurrirá si se establece una progresión en la realización de los movimientos, con movimientos suaves al principio que irán ganando intensidad poco a poco. Por lo tanto, y aunque podemos ser capaces de efectuar ejercicios intensos desde los primeros momentos, la progresión es el mejor consejo.

En unión del oxígeno, el glucógeno produce altos niveles de energía durante al menos diez minutos de trabajo intenso, lo que explica por qué personas poco entrenadas muscularmente pueden tener gran energía en trabajos de corta duración. Aquellos deportistas que necesiten energía rápida, sin apenas movimientos previos, harán bien en conseguir acumular glucógeno en su organismo. Ejemplos de ellos los tenemos en los artistas marciales, la halterofilia, el sprint, etc.

Un deportista entrenado dispone de un sistema energético muy eficaz, aunque será la calidad de su hígado lo que determinará su eficacia. Si se tiene un hígado poderoso, no alterado por el consumo de alcohol o grasas saturadas, el rendimiento será óptimo a nivel energético. Su rendimiento muscular podrá alcanzar una gran eficacia durante un período de casi dos horas, pasado el cual comenzará la bajada del rendimiento y el daño orgánico. Aunque las grasas pueden proporcionar pasado este periodo la energía necesaria (en realidad comienzan a ser eficaces a los 20 minutos), la creación de cuerpos cetónicos ocasionará daños al páncreas y bazo. Las grasas actuarían pues como elemento energético de reserva para los ejercicios de larga duración, pero de intensidad media o baja. Si persistimos en el ejercicio, tal y como se hace en el incruento maratón, se comenzaría a consumir el oxígeno disponible en las células, generándose gran cantidad de radicales libres.

Por tanto, y si nuestro deseo es adelgazar, los ejercicios de larga duración y baja intensidad son los más adecuados, pues apenas si tendríamos desgaste muscular, no emplearíamos el glucógeno hepático, y emplearíamos las grasas de reserva como energía. En los ejercicios de alta intensidad, los suplementos de glucosa podrían evitar el desgaste prematuro del glucógeno. Sin embargo, la energía acumulada en forma de grasa apenas llega a un nivel del 50 por 100, si la comparamos con la del glucógeno, y además necesita la presencia abundante de oxígeno y de un ejercicio de duración superior a los veinte minutos. Antes, las grasas de reserva no sirven como elemento energético ni pueden ser utilizadas como tales. Aquellas personas que quieren quemar un exceso de grasa a base de ejercicio, deben saber que éste debe tener una duración mínima de 45 minutos.

Una dieta pobre en carbohidratos impediría que se formase el suficiente glucógeno hepático, lo que produciría alteraciones serias en este órgano, además de un pobre rendimiento muscular. Muchas hepatopatías aparecen siempre después de una dieta de adelgazamiento pobre en carbohidratos, sobre todo aquellas en las cuales se suprimen casi totalmente en beneficio de las grasas saturadas.

En resumen, el glucógeno muscular, y no las grasas, es el principal combustible durante los ejercicios intensos y en los primeros minutos del movimiento. En el caso de que la acumulación de glucógeno sea suficiente (y esto es algo que necesita días para formarse), tendremos energía para casi dos horas de duración, salvo que la intensidad sea tan alta que los agotemos en los diez primeros minutos. Trabajando sin deuda de oxígeno, las reservas de glucógeno deberán bastar para cada día de entrenamiento. Además, y suponiendo que notemos una bajada en nuestro rendimiento durante el entrenamiento, un aporte de hidratos de carbono de fácil asimilación, como puede ser la miel, nos daría energías nuevas de inmediato, lo que no se puede lograr con las grasas. Las tortas de cereales con miel son una buena alternativa para estos desfallecimientos.

Por desgracia, nadie puede comprar glucógeno en pastillas, no existe como tal, sino que se deben utilizar carbohidratos como maltodextrina y dextrosa que den lugar a su conversión en glucógeno muscular. Esta mezcla es utilizada preferentemente para ejercicios intensos, incluso anaeróbicos, de corta y mediana duración ya que su capacidad de depósito no es muy grande y no es posible que dure más de 90 minutos, siempre y cuando nuestro esfuerzo no sea superior al 75 por 100, ya que si lo sobrepasamos es posible que agotemos estas reservas en poco más de tres minutos.

Formas de acumular glucógeno muscular:

Régimen normal y variado 17,5 gr /1.000

Régimen rico en proteínas y grasas 6 gr/1.000

Régimen rico en hidratos de carbono 35 gr/1.000

Régimen disociado 40 gr/1.000

Si quiere rendir más, coma hidratos de carbono

En los primeros minutos del ejercicio ya hemos visto el papel tan importante que tiene el glucógeno hepático y de cómo debemos conseguir acumular bastante en él los días antes del esfuerzo físico. En este punto, no debemos olvidar que un buen funcionamiento del hígado es vital para un óptimo aprovechamiento del glucógeno y tanto el alcohol como las grasas saturadas procedentes de los mamíferos son enemigos de nuestro hígado.

Una vez que los depósitos de glucógeno se acaban, es cuando podemos utilizar las reservas de glucosa, la cual irá compensando poco a poco la disminución del glucógeno. Si los niveles de glucosa son óptimos, la aparición del cansancio no se notará antes de los 30 minutos e incluso puede retrasarse hasta los 60 minutos, siempre y cuando realicemos un ejercicio aeróbico, ya que los anaeróbicos pueden agotar las reservas de glucógeno en apenas cinco minutos.

Durante el ejercicio prolongado es conveniente consumir hidratos de carbono de rápida asimilación, como puede ser la dextrosa o la glucosa, pero deben simultanearse con carbohidratos complejos y de lenta metabolización.

El motivo para esta mezcla es impedir que el páncreas aumente bruscamente su producción de insulina, lo que con toda seguridad produciría un efecto de rebote que nos haría disminuir nuestros niveles de glucosa y por tanto nuestro rendimiento. Por tanto, tan malo es no tomar suplementos de glucosa cuando notemos mareos o náuseas (síntomas de hipoglucemia), como tomar demasiado esperando así poder tener unas energías que nunca llegarán. No obstante, no debemos olvidar que la base del rendimiento físico es el entrenamiento y ningún suplemento dietético puede sustituirle. Las energías vendrán cuando los músculos y nuestro sistema cardiorrespiratorio estén bien preparados, pero al mismo tiempo necesitaremos alimentarlos adecuadamente para que puedan rendir bien.

El régimen normal con una cantidad del 55 por 100 del total de la comida a base de hidratos de carbono, no es suficiente para cubrir las necesidades energéticas de un deportista que necesite entrenar más de una hora y media. La caída de la glucemia comienza a manifestarse a los 45 minutos. El régimen rico en hidratos de carbono es el más recomendado de todos ya que, además de asegurar el suministro energético a los músculos, protege al corazón y al hígado, proporcionando una combustión libre de residuos. Con ellos se puede conseguir una duración del esfuerzo de casi tres horas.

Cuándo aumentar nuestra ración de carbohidratos

No pensemos que, comiendo una cena abundante en hidratos de carbono, anterior al esfuerzo, lograremos unos niveles adecuados de glucógeno, ya que el hígado necesita de tomas frecuentes y pequeñas de carbohidratos para lograr unos buenos niveles y éstos se deben realizar al menos quince días antes. Si nuestra alimentación es errónea normalmente, poco conseguiremos con una cena saludable el día anterior. Aquellos deportistas que por estar al límite de su peso máximo no comen las horas anteriores a la competición, para no aumentar esos gramos que le harían pasar a otra categoría, cometen un grave error que pagarán seguramente con el fracaso. Este ayuno les provocará una disminución seria de sus niveles de glucosa a partir de los 20 minutos de ejercicio, lo que le hará estar torpe y falto de reflejos, cuando no de fuerzas, a partir de entonces. No obstante, la ingesta de carbohidratos complejos (patatas, dátiles, uvas…) en cantidad suficiente antes de una competición, proporcionan buenos resultados durante al menos 30 minutos. Este efecto no es contemplado por algunos entrenadores, que insisten en que ingerir una dosis extra de carbohidratos antes del ejercicio es perjudicial, ya que así se aumentarán los niveles de insulina con la consiguiente disminución posterior.

Este error se debe a no tener en cuenta al tipo de carbohidrato administrado. Los hidratos de carbono complejos, sin refinar, como pueden ser los cereales, las frutas, e incluso la miel y las patatas, no producen este temido efecto de rebote en nuestros niveles de glucosa.

En el supuesto de que el ejercicio se prolongue varios días seguidos, debemos tener en cuenta que se necesitan al menos 48 horas para restituir los niveles óptimos de hidratos de carbono y al menos 20 horas para que estos niveles sean aceptables, y esto en personas que habitualmente consumen cantidades importantes de carbohidratos. En las personas consumidoras de carne esta restitución llevará más tiempo.

Si nuestro ritmo de trabajo es continuado, y con apenas un día a la semana de descanso, deberemos tomar al menos 100 gr de carbohidratos al terminar el ejercicio, seguidos de otra cantidad similar cada tres horas. Este aporte extra se debe realizar junto con abundancia de líquidos, ya que son tan importantes para el deportista como los alimentos. Así estaremos en buenas condiciones para reanudar el entrenamiento del día siguiente. Por tanto, ayunar o hacer régimen para adelgazar, no son compatibles con el entrenamiento físico.

El régimen disociado se basa en agotar las reservas de glúcidos mediante ejercicios muy intensos antes de la competición, para a continuación dar una alimentación muy rica en glúcidos. Todo esto en un intervalo de cinco días. El día antes de la prueba se impone el descanso absoluto y la duración de energía que se consigue puede llegar hasta las cuatro horas. Se hizo otra prueba con dos personas que trabajaron simultáneamente, pero con una sola pierna, hasta el agotamiento. La otra pierna (en un sujeto la derecha, en el otro la izquierda), no participa del esfuerzo. En la pierna que trabajaba, el glucógeno muscular bajó a 0,1 como era de esperar, mientras que el contenido de glucógeno de la otra pierna permaneció normal.

Posteriormente se dio a los sujetos una alimentación rica en hidratos de carbono, con el resultado de que los músculos de la pierna agotada mostraron un enorme aumento de glucógeno (de 0,1 a casi 4 gramos por cada 100 g. de músculo) mientras que el músculo de la pierna en reposo reaccionó con un aumento mucho menor.

En conclusión, parece demostrado que la alimentación rica en proteínas y carbohidratos es de importancia decisiva para la capacidad física. Los hidratos de carbono son la fuente de energía de más fácil combustión en la musculatura y, por tanto, la más económicamente utilizable.

La reserva de glucosa en la sangre es relativamente reducida ya que asciende tan sólo a unos 6 gramos, cantidad que alcanza para un esfuerzo máximo de aproximadamente 2 minutos.

Por ello, el organismo ha creado depósitos donde almacena hidratos de carbono en forma de glucógeno, presentes en el hígado y, sobre todo (lo cual es de importancia decisiva para el deportista), en los músculos.

El contenido de glucógeno en la musculatura no sólo supera cuantitativamente la glucosa sanguínea y la reserva de glucógeno en el hígado, sino que es económico en su utilización.

Por tanto:

- Una alimentación rica en hidratos de carbono es capaz de elevar el nivel de glucógeno en el músculo; con esa elevación hay, paralelamente, un mejoramiento de la resistencia.

- Por medio de una alimentación rica en grasas y pobre en hidratos de carbono, el nivel de glucógeno puede hacerse bajar por debajo de lo normal; lo que a su vez, disminuye el rendimiento.

1.11 LOS PRODUCTOS NATURALES

Un error muy común entre los deportistas preocupados por su alimentación es acudir al médico para consultarle cuáles son los suplementos que deben tomar. El médico, quizá en un afán de no querer reconocer su ignorancia sobre el tema, le recomienda que haga una alimentación variada (en la que por supuesto no excluye la carne, ni los embutidos) y quizá le prescriba un suplemento de vitaminas y minerales. Algo muy similar a lo que haría con cualquier otro paciente.

Quizá la confusión nace también de no saber distinguir qué es un producto natural y cuál no se debe considerado como tal. Un producto natural sería aquel que produce la tierra y que el hombre ingiere sin apenas modificación. La carne de los animales no es producto natural y mucho menos los embutidos, aunque las firmas comerciales se empeñen en recomendarlos como algo saludable y natural.

Las plantas medicinales, las semillas, las frutas y los alimentos vegetales son, por tanto, alimentos naturales. Pero una vez que la industria los adultera, bien sea refinándolos (los cereales), blanqueándolos (azúcar), purificándolos (sal), fermentándolos (mosto de uva) o añadiendo conservantes químicos, ya no se pueden considerar productos naturales, aunque procedan de la tierra. Se les podría llamar un producto desnaturalizado.

Ni que decir tiene que las carnes no son productos naturales, como tampoco lo son el hígado, los sesos o los riñones. Sin embargo, en los últimos años estamos asistiendo a un relanzamiento de las virtudes alimentarias de los pescados azules, las ostras y las aves de corral, los cuales están siendo incorporados a la dieta de personas interesadas en una alimentación saludable, aunque ésta no sea exclusivamente vegetariana. En apariencia, nada hay que objetar a este consumo, ya que parece que efectivamente no estropean la salud de las personas, cosa que no se puede decir de los productos cárnicos procedentes de mamíferos.

En vista de estas últimas experiencias, en este apartado se incluirán suplementos dietéticos no exclusivamente vegetales, pero que han demostrado sus efectos beneficiosos sobre las personas.

Ésta sería una relación de los más populares que existen en el mercado y que se pueden adquirir en las tiendas de herbodietética. Ninguno de estos productos es considerado dopante.

Arcilla

Verde o roja, la arcilla es un producto único en la natualeza al ser el único componente inorgánico que tiene propiedades orgánicas.

Utilizada desde hace miles de años por los mejores expertos sanadores, la arcilla debería figurar en todo botiquín de cualquier persona amante de los productos naturales. Mediante su uso, se puede tratar cualquier infección gástrica, inclusive las amebiasis, salmonellas o tifus, de manera mucho más eficaz y rápida que con los antibióticos. Cualquier diarrea puede ser detenida y corregida en poco menos de cuarenta y ocho horas con la simple ingestión de agua con arcilla.

También es eficaz para curar la acidez de estómago, las úlceras gástricas y las hemorragias por erosión o úlcera. Mejora las anemias, las intoxicaciones, es antídoto de muchos venenos, activa el metabolismo y proporciona una energía extra.

Externamente, a los deportistas les será de mucha utilidad para curar las heridas externas, los desgarros, las hemorragias y las roturas óseas. Aplicada bien seca encima de una herida que sangra detiene la hemorragia, impide que se infecte y acelera la cicatrización. En los casos de roturas óseas, cataplasmas de arcilla y un vendaje impregnado en arcilla húmeda, suelda en pocos días los huesos e impide la atrofia muscular. Su papel regenerador es muy intenso, suministrando oxígeno a las partes afectadas y dispersando los tejidos muertos.

Alfalfa

La alfalfa no fue considerada como apta para el consumo humano hasta hace muy pocos años, ya que aparentemente parecía indigerible por nuestro aparato digestivo. Los rumiantes, se decía, disponían de ciertos enzimas para poder asimilarla. Con el paso de los años se demostró que el único problema estaba en la parte externa, compuesta de fibra bruta, la cual una vez eliminada dejaba al descubierto un producto perfectamente asimilable por el ser humano.

Las diversas experiencias demostraron que era uno de los alimentos más completos que existían, cosa lógica ya que servía para alimentar satisfactoriamente a animales rumiantes muy grandes. Además de su riqueza en todos los aminoácidos esenciales, la alfalfa posee ocho enzimas esenciales para el organismo, mediante los cuales se realiza el proceso de la digestión. También es muy rica en vitamina K (antihemorrágica), vitamina U (antiulcerosa), vitaminas A y D (antirraquíticas), así como cantidades considerables de calcio, fósforo, hierro y la mayoría de los oligoelementos, entre ellos el manganeso y el selenio.

También se le encuentran hormonas vegetales y ácidos grasos esenciales y, por supuesto, cantidades altas de clorofila.

Para los deportistas, la alfalfa es un extraordinario suplemento a la dieta, ya que sin engordar suministra la mayoría de los nutrientes esenciales. También le ayuda a acelerar la digestión, corregir la anemia, mejorar la artritis y las úlceras gástricas, evitar la caída del pelo, acelerar la consolidación de las fracturas, mejorar la función hepática y a eliminar toxinas.

Algas

La creencia de que el mar es la futura despensa del ser humano no está falta de fundamento. Dejadas las cosas claras en cuanto a la alimentación a costa de animales mamíferos, los productos del mar nos ofrecen, sin embargo, todo lo que necesitamos para nuestra subsistencia.

Entre los alimentos marinos más importantes están las algas, la mayoría baratas de conseguir, no necesitan cuidados de ningún tipo y, además, son muy ricas sobre todo en proteínas y minerales.

Algas Kelp

Las algas Kelp fueron unas de las primeras introducidas en la alimentación occidental y son el resultado de mezclar las especies *laminaria y ascophylum.* En ellas encontramos un 10 por 100 de proteínas de alta calidad, la mayoría de las vitaminas (altos niveles de E y K), auxina, casi todos los minerales, especialmente el yodo en altas cantidades, glucósidos altamente energéticos como el manitol y la laminarama, así como algina, un polisacárido con propiedades antidiarreicas.

En total, las algas Kelp contienen más de sesenta elementos-traza, algunos de ellos imposibles de encontrar en otro alimento.

Se pueden utilizar para mejorar la artritis, depresiones, estrés, fatiga, caída del cabello y uñas, anemia, epilepsia y psoriasis. Para los deportistas, y al igual que todas las demás algas, las Kelp son un suplemento adecuado para contribuir a bajar de peso, en parte a su contenido en yodo o proteínas, siendo esencial que para ello se tomen antes de las comidas. Les aportan energía y proteínas, al mismo tiempo que les ayudan a perder kilos.

Alga fucus

Esta alga resulta normal verla tirada en nuestras playas al atardecer o después de retirarse la marea. Son las más baratas y más fáciles de extraer, ya que forman auténticas masas vegetales con una altura de hasta un metro.

Se pueden consumir directamente como una verdura, añadir en pequeña cantidad a los alimentos o tomar en forma de los muchos comprimidos que existen en el mercado.

Una vez secas, contienen un 5 por 100 de materia rica en yodo, bastante potasio, un 2 por 100 de grasas, un 5 por 100 de proteínas y hasta un 65 por 100 de carbohidratos. También, aunque en cantidades menores, contienen vitaminas y oligoelementos.

Por su alto contenido en yodo, ayudaran a bajar de peso a los deportistas y, si se toman media hora antes de las comidas, producen sensación de saciedad, gracias a su contenido en alginatos, lo que evitará comer después en demasía. Esta alga produce un aumento en el metabolismo, lo que da lugar a una mayor combustión de las grasas corporales y un aumento de la vivacidad.

Algas de agua dulce

Alga spirulina

Recolectada por los aztecas en los lagos de Méjico desde hace cientos de años, las experiencias modernas sobre esta microalga han demostrado que es un alimento casi perfecto para el consumo humano, tanto por la cantidad de nutrientes como por su asimilación.

La *spirulina* es muy rica en carotenos (provitamina A), vitaminas del complejo B, aminoácidos esenciales y no esenciales, vitamina E, minerales y oligoelementos, vitamina B-12, clorofila, ácidos nucleicos, ácidos grasos esenciales y un 2 por 100 de fibra. Como se puede comprobar, un alimento completo para el ser humano.

Se le considera ya el superalimento del siglo xx e incluso ha sido aceptado por la FAO americana, entidad que controla todos los alimentos mundiales.

Ingerida antes de las comidas, actúa en el centro hipotalámico del apetito, moderándolo al cabo de siete días aproximadamente. Tomada después no posee este efecto sobre el apetito y puede contribuir a engordar. Este efecto sobre el peso depende, por tanto, del momento en que se ingiera.

Para los deportistas es un alimento muy interesante, ya que puede hacerles adelgazar o engordar según sus necesidades y todo ello con un aumento en el rendimiento. Aunque no es un producto energético, ayuda a prevenir el desgaste prematuro y prolongar así la edad deportiva.

Mejora las facultades intelectuales, el colesterol y regula la función intestinal.

Alga Chlorella

También es ésta un alga de agua dulce y muy fácil de cultivar y recolectar. Contiene hasta un 65 por 100 de su peso en proteínas de excelente calidad, un 20 por 100 de hidratos de carbono y el resto repartido entre grasas vegetales, minerales y vitaminas. También es rica en ácido fólico, clorofila y un factor de crecimiento.

Se utiliza para prevenir desgastes celulares importantes, como en caso de cáncer, envejecimiento precoz, regulación de la tensión arterial, alteraciones cardiacas y hepáticas, así como para corregir problemas menstruales.

Al igual que la *spirulina, los* deportistas deberán tenerla en cuenta cuando quieran un suplemento proteico rico, además, en vitaminas B- 12 y E.

OTROS

Aminoácidos y péptidos energéticos

CARNITINA (Lisina + metionina)

La carnitina es otro de los suplementos dietéticos más importantes para el aumento del rendimiento deportivo. Se sabe que actúa en el ciclo oxidativo de los ácidos grasos y transporta grupos acetilos desde el mitocondrio al citoplasma. Posee la acción de antagonizar las hormonas tiroideas y es desintoxicante hepática. También se le han comprobado efectos beneficiosos sobre el apetito y previene la tendencia al depósito de grasas en el hígado.

En el ámbito deportivo, es un buen anabolizante sin efectos secundarios, aunque su mejor efecto es como energizante. Su papel de movilizar las grasas y utilizarlas como fuente de energía es muy intenso, notándose sus efectos a los pocos minutos de su ingestión. Tomada en forma levo (L-Carnitina), es un auxiliar extraordinario para aumentar la resistencia cardiaca y mejorar la potencia muscular. Es, por tanto, un energizante eficaz, seguro, rápido y muy potente, permaneciendo su acción durante al menos diez horas.

También se puede utilizar para el tratamiento de la hepatitis, cirrosis, lengua saburral, intoxicaciones alimentarias y alcoholismo, así como en cualquier cardiopatía.

L-Carnitina

No fue considerado un aminoácido importante hasta hace muy pocos años, cuando se descubrió su papel en las funciones cardíacas. Aunque no es un aminoácido esencial (es una amina cuaternaria), puesto que se sintetiza en el hígado a partir de la metionina y la lisina, hoy en día es un nutriente más a tener en cuenta ya que, entre otras acciones, participa en el ciclo oxidativo de las grasas.

Tiene unas propiedades extraordinarias para asegurar, vía energética, la continuidad de las contracciones cardíacas en situaciones deficitarias, asegurando las funciones del corazón incluso en ancianos y en presencia de insuficiencias serias.

En su presencia las grasas son transportadas al interior de la mitocondria, lo que facilita la cadena energética de reserva y con ello evita la acumulación posterior en el tejido adiposo de la grasa no utilizada.

Dada su gran dependencia de la lisina, en un régimen pobre en carnitina se dan con frecuencia acúmulos de grasa no aprovechable en tejidos receptivos, como son la corteza hepática, las paredes arteriales y por supuesto la piel, dando lugar también a insuficiencia biliar por saturación. Su presencia por tanto es imprescindible para todo el metabolismo graso, controlar el colesterol sanguíneo, ajustar la tasa de triglicéridos a los requerimientos diarios y mejorar el aporte de oxígeno a todo el sistema muscular y cardíaco.

Como energético **es capaz de proporcionar energía en los esfuerzos de larga duración**, evitar que el corazón aumente peligrosamente sus pulsaciones, prevenir la fatiga muscular en los obesos e incrementar la resistencia a la fatiga en general.

Últimos experimentos le dan alguna propiedad en la síntesis de las prostaglandinas y el buen aprovechamiento de las vitaminas D y E, por lo que quizá tenga algún efecto positivo en la fertilidad masculina y la función ovárica. El hecho de que se hayan encontrados cantidades muy altas de carnitina en los músculos y los testículos del toro, han hecho pensar a los investigadores que pudiera ser un aminoácido con especial acción sobre el varón, aunque esto no ha podido ser contrastado todavía.

Dado que tiene la propiedad de poderse acumular en el tejido muscular, es posible que tomando dosis continuadas podamos disponer de cierta cantidad de reserva para casos de emergencia.

La forma más útil es como L-carnitina y se encuentra ampliamente difundida en productos farmacéuticos y dietéticos.

Aplicaciones generales:

Disminución de la síntesis de proteínas en las hepatopatías graves.

Pérdidas de proteínas en las diálisis y en la insuficiencia renal crónica.

En la hipoglucemia que curse con debilidad muscular.

En todos los trastornos del metabolismo de las grasas, tales como hipercolesterol, obesidad, hígado graso, arteriosclerosis, etc.

Todas las cardiopatías, especialmente aquellas que cursen con isquemias repetidas. Corazón senil y especialmente la angina de pecho de repetición.

Cetosis en los niños y diabéticos.

Anorexia y falta de ácidos grasos alimentarios.

Esterilidad masculina por falta de movilidad de los espermatozoides.

Cualquier situación de debilidad muscular crónica o por sobreesfuerzo.

Heridas, traumatismos y enfermedades debilitantes, así como baja resistencia a las infecciones.

Diabetes.

Distrofias musculares progresivas, esclerosis múltiple y ataxias.

Déficit de nutrientes grasos o mala digestión de estos.

Tratamiento posterior al infarto de miocardio.

Flebitis.

L- LEUCINA, L-ISOLEUCINA, L-VALINA (Aminoácidos ramificados)

Los BCAA (Branched Chain Amino Acid) son aminoácidos de altísimo valor para los deportistas y a medida en que avanzan las investigaciones se descubren más beneficios relacionados con su aporte suplementario, tanto en el atleta de resistencia como en el de sobrecarga. Las siglas BCAA hacen alusión a tres aminoácidos de cadena ramificada: la leucina, isoleucina y valina, tres de los aminoácidos esenciales que debemos consumirlos a través de la dieta ya que nuestro cuerpo no los produce por si solos. El sobrenombre de ramificados es debido a la disposición de sus cadenas.

Funciones de los aminoácidos ramificados:

Regulan la síntesis de las proteínas musculares y la degradación de las mismas.

Actúan como fuente de energía para la contracción muscular.

Reducen la fatiga actuando sobre el sistema nervioso central.

Estimulan también la producción de insulina, ayudando de esta manera a transportar glucosa y aminoácidos al interior de la célula y cumpliendo así una importante acción anabólica.

El metabolismo inicial de los aminoácidos de cadena ramificada -valina, leucina e isoleucina-, se efectúa especialmente en el músculo esquelético, más que en el hígado; siendo esto de gran importancia para el resto de los tejidos y órganos del cuerpo. Uno o más de estos aminoácidos puede ejercer un efecto regulador sobre la degradación y síntesis proteica en el músculo esquelético, siendo transportados a través de la barrera hematoencefálica por la misma vía que los aminoácidos aromáticos, pudiéndose producir una competencia entre ellos, lo que podría influir sobre la síntesis de algunos neurotransmisores, disminuyendo la concentración de los mismos.

En presencia de infección se produce un aumento de la concentración de los aminoácidos aromáticos, (especialmente fenilalanina y tirosina,) quizá debido a cierta disfunción hepática producida por el proceso séptico. También se produce un aumento en los aminoácidos que contienen sulfuro (taurina, metionina y cistina), y algo menos de los aminoácidos alanina, ácido aspártico, glutámico y prolina. No se sabe ciertamente si este aumento de aminoácidos es una respuesta para combatir la infección o algo a evitar, dejando sin aclarar si un aumento complementario sería beneficioso o perjudicial.

Las últimas experiencias sugieren que la utilización de soluciones enriquecidas con estos aminoácidos aportar los siguientes beneficios:

Aumentan la producción de glucógeno.

Estimulan la síntesis proteica, especialmente la leucina.

Reducen la degradación de las proteínas.

Mejoran el proceso infeccioso.

Hay un rápido incremento en los niveles de fibrina (interviene en la coagulación), transferrina (proteína que capta el hierro de la dieta) y plaquetas.

Otros efectos:

Los aminoácidos de cadena ramificada son utilizados por los deportistas para potenciar la capacidad anabólica del organismo, por lo que constituyen un soporte fundamental en quienes entrenan intensamente. También adquieren mayor importancia en atletas que están perdiendo peso mediante dietas bajas en calorías, ya que permiten preservar la masa muscular a medida que se pierde grasa.

Otras investigaciones parecen demostrar que retardan la fatiga a nivel central, normalmente asociada con altos niveles de triptófano en el cerebro, mejorando finalmente el rendimiento del deportista.

En los deportes aeróbicos de larga duración como el ciclismo, maratón y triatlón, los BCAA disponibles son usados por el músculo para la formación de energía, diferenciándose del resto en que se metabolizan en el hígado, razón por la cual se consideran una fuente de energía directa para los músculos. Después de actividades prolongadas, estos aminoácidos deben ser recuperados para que no se vea afectado el rendimiento del deportista en los siguientes entrenamientos.

Entre los aminoácidos esenciales, los ramificados suponen alrededor del 40% de los requerimientos diarios en el hombre, pues participan en el metabolismo de muchos órganos y tejidos aportando nitrógeno. Durante el ejercicio constituyen el tercer sustrato energético de la contracción muscular, estando el primero constituido por los carbohidratos (especialmente el glucógeno), el segundo serían las grasas y el tercero los tres aminoácidos ramificados: leucina, isoleucina y valina.

Es importante resaltar que el organismo utiliza las proteínas para producir energía cuando las reservas de glucógeno disminuyen, pero, con independencia del estado de los depósitos de glucógeno, el metabolismo de los BCAAs está aumentado durante el ejercicio prolongado. Su carencia tras un esfuerzo prolongado o cuando se trabaja con intensidad sobre un músculo o grupo muscular, se traduce en un aumento del tiempo de recuperación y, por lo tanto, en un descenso del rendimiento del deportista ante la próxima competición o entrenamiento. Ello nos lleva a considerar que su aportación suplementaria evitará lesiones y acortará el tiempo de recuperación muscular después de un esfuerzo intenso o prolongado, estando también indicados para aquellos atletas con tiempos de recuperación largos o para deportistas que, durante la fase de entrenamiento o competición, pierdan masa muscular.

CITRULINA (Malato de)

Las investigaciones sobre el entrenamiento intensivo y la capacidad competitiva, han demostrado que el malato de citrulina es altamente eficaz para el **fortalecimiento de la capacidad de trabajo general y específica**, y para optimizar la condición funcional de los atletas.

Cuando el cuerpo está sometido a un proceso largo de fatiga, se presenta lo que se denomina astenia funcional que puede ser corregida por la mezcla de ácido málico y el aminoácido citrulina que actúan sinérgicamente como correctores del metabolismo al disminuir la acidosis muscular, eliminando el amonio y **restaurando el potencial energético del cuerpo**.

El ácido málico interviene en el ciclo de Krebs,

asegurando una hidrogenación para producir moléculas de ATP, mientras que la citrulina interviene en el ciclo de detoxicación (eliminación) **evitando la acumulación del ácido láctico**, actuando como un antiasténico, defatigante, detoxicante muscular y hepático.

En resumen, favorece la eliminación del ácido láctico y del amoniaco que se acumulan en el músculo, lo que ayuda a una rápida reactivación energética.

ORNITINA

Aminoácido no esencial dependiente del consumo de arginina, con quien comparte la mayoría de las acciones farmacológicas. Además, es capaz de sintetizar durante el ciclo de la urea a otros aminoácidos como el ácido glutámico y la prolina. Su acción anabolizante es muy intensa y puede entrar en la mitocondria, una parte de la célula que se describe como generadoras de energía, debido a que producen la mayor parte del suministro de ATP, que se utiliza como fuente de energía química.

Entre sus funciones están:

Regula el ciclo de la urea, pudiendo incluso aprovecharlo para volver a elaborar nuevos aminoácidos esenciales y evita la formación de amoníaco cerebral.

Fortalece el sistema inmunitario, especialmente la acción de los linfocitos de la serie T3, los más activos contra las invasiones bacterianas.

Activa el metabolismo de las grasas, evitando los depósitos en las arterias e hígado y permitiendo que pueda ser utilizado en la cadena energética.

Colabora en la síntesis de las proteínas, tiene efecto protector sobre el hígado y ayuda a la conversión de los aminoácidos en proteínas específicas.

Estimula el sistema nervioso deprimido.

Favorece la regeneración de los tejidos cutáneos dañados y mantiene la integridad del ADN, estimulando el crecimiento celular sano.

Mejora el número de espermatozoides, ayudando a su maduración y longevidad.

Mantiene el tejido muscular y tendinoso en buen estado, contribuyendo a la **elasticidad de los tendones**.

Contribuye al mantenimiento del peso corporal y evita la acumulación de las grasas en el tejido adiposo.

Favorece el desarrollo muscular y el crecimiento en los jóvenes.

También lo podemos emplear en:

Mantenimiento de la elasticidad muscular, ligamentosa y tendinosa.

Impedir las atrofias musculares por falta de ejercicio o por enfermedades distróficas causadas por un sistema nervioso defectuoso.

Evitar la formación excesiva del amoniaco y la urea.

Reforzar las defensas y la fecundidad masculina.

Proteger al hígado de la degeneración grasa y de la carencia de proteínas.

Impedir las lesiones arterioscleróticas.

ARGININA

Este es otro de los aminoácidos no esenciales que, sin embargo, son ampliamente utilizados en todo el mundo desde su síntesis. Precursor del aminoácido ornitina y de la urea, es un constituyente esencial de la hemoglobina, de las proteínas elastina y colágeno, así como de la formación de la insulina pancreática y del glucagón, cuya acción conjunta regula los niveles de glucosa en sangre.

Sintetizado parcialmente por el aminoácido esencial citrulina, la arginina se piensa que es capaz de estimular la producción de la hormona hipofisaria Somatotropa, la cual es la máxima responsable del crecimiento humano mientras dura la actividad de la glándula pituitaria. Sin embargo, estudios posteriores han demostrado que esta facultad puede extenderse a edades muy superiores e incluso a la vejez, lo que explicaría su uso cada vez más extendido en los tratamientos rejuvenecedores. Esta propiedad y el hecho de que forme parte del líquido seminal, han motivado un creciente interés por este aminoácido tanto en la dietética como en medicina.

Estas son algunas de sus aplicaciones más confirmadas:

Estimula la formación de la hormona del crecimiento, aunque se cree que solamente cuando existe déficit. En este sentido un niño cuya genética le obligue a ser de estatura pequeña no crecerá más con su administración.

Estimula el desarrollo de la masa muscular en los adultos por su efecto favorable a la síntesis de las proteínas.

Aumenta el calibre de los vasos sanguíneos.

Ayuda a bajar de peso en los pacientes cuyas grasas corporales se movilicen poco como energía, especialmente si la unimos a la Carnitina.

Mejora la respuesta del sistema inmunitario, especialmente de los linfocitos de la serie T3 e impide la proliferación de células malignas aún no metastásicas. También impide la acumulación excesiva de amoníaco cerebral por lo que ayuda a eliminar rápidamente el alcohol etílico en las borracheras.

Favorece la acción de otros aminoácidos, especialmente los ramificados de cadena larga y aquellos cuya acción es decisiva en el cerebro.

Junto a la vitamina E ayuda a la producción del líquido seminal, favoreciendo la proliferación y madurez de los espermatozoos.

Protege al hígado de la acción de los tóxicos e impide su degeneración grasa.

Mejora la cicatrización de las heridas y restablece la piel normal en las quemaduras.

Tiene un importante efecto rejuvenecedor masculino por sus efectos sobre la esfera genital, la próstata, la calidad de la pared arterial y el metabolismo del calcio.

Colabora en el aprovechamiento del manganeso corporal, el cual es uno de los oligoelementos más importantes.

Controla los niveles de colesterol.

Tiene algún efecto positivo en la memoria del anciano, especialmente unido a la Glutamina.

Mantiene los tendones con buena elasticidad.

En el deporte:

La ornitina y arginina, unidas a un programa de entrenamiento de fuerza, pueden incrementar la masa magra muscular y la secreción de hormonas del crecimiento. Este efecto es más notorio en personas de avanzada edad y especialmente en jóvenes con deficiencia hormonal.

La producción de ion amonio se considera una de los factores determinantes de la fatiga, y la administración de arginina tendría efectos positivos sobre el rendimiento al reducir dicha producción.

Otras aplicaciones:

Estrés, cansancio extremo, envejecimiento prematuro y desgaste físico en los deportistas.

Golpes o traumatismos en personas mayores.

Consumo de alcohol continuado, junto a vida sedentaria y exceso de colesterol en sangre.

Deportistas que utilizan anabolizantes hormonales.

Obesidad y vida sedentaria con exceso de grasas animales en la dieta.

Coma insulínico.

Fibrosis cística.

Trastornos o intoxicaciones por urea.

Disfunción eréctil y anorgasmia femenina.

Otros datos de interés:

Es un aminoácido indispensable cuya producción en situaciones de estrés es insuficiente, encontrándose niveles disminuidos en casos de lesiones y heridas.

A nivel fisiológico la arginina tiene de forma resumida las siguientes funciones:

Es necesario para el catabolismo de la urea.

Estimula la liberación de hormonas anabólicas y factores

de crecimiento, posiblemente porque colabora con la hormona somatotropa. También se ha demostrado su efecto en la secreción de hormonas prolactina, vasopresina, insulina, glucagón, somatostatina, y aldosterona.

Interviene en el proceso de cicatrización y ejerce una actividad reguladora del mismo. Es un proceso muy complejo en el que interviene el oxido nítrico.

Sirve como sustrato en la síntesis de poliaminas a partir de la ornitina.

La arginina proporciona el grupo amidino para la síntesis de la creatina, interviniendo de manera fundamental en la reserva de fosfatos de alta energía y en la regeneración del ATP muscular.

Efectos inmunomodeladores:

Incrementa la acción fagocitaria (neutralizadora) de los polimorfonucleares.

Disminuye la adhesión leucocitaria.

La actividad bactericida de los macrófagos activados depende de la arginina.

Estimula la diferenciación y proliferación de los linfocitos T, mediante la producción de óxido nítrico.

Es el único sustrato para la síntesis del óxido nítrico, de gran importancia en los enfermos críticos.

Otros efectos:

Aumento del peso del timo (glándula endocrina que posiblemente se atrofie en la madurez) con incremento del número de linfocitos totales, así como de la respuesta blastogénica (crecimiento celular).

La inmunidad celular se encuentra incrementada en sujetos que recibían suplementos de arginina.

En personas con infecciones, se produce con la

administración de arginina, un aumento de la síntesis de proteínas de fase aguda, y una mejoría de la supervivencia.

En quemaduras hay una disminución de la mortalidad cuando la arginina constituye el 4% del aporte energético.

Hay una recuperación morfológica de la mucosa gástrica, con mayor eficacia de la flora bacteriana, y con un incremento de la proliferación celular, en personas aquejadas de gastroenteritis y lesiones.

Hay una cicatrización acelerada y aumento del colágeno de las heridas.

Hay una reducción significativa de las complicaciones infecciosas.

ASPARTATO (Ácido aspártico)

Es un aminoácido no esencial que participa en la conversión del amonio en urea, y por lo tanto se ha propuesto que su administración puede retrasar la fatiga al facilitar el aclaramiento de amoniaco. Sales como el aspartato magnésico y potásico se han utilizado en la clínica para la fatiga crónica.

El ácido aspártico, cuyo nombre viene del espárrago, es capaz de sintetizar ácido glutámico a partir de la glucosa. En la naturaleza lo encontramos como elemento que interviene en el transporte del nitrógeno, mientras que en el cuerpo humano cumple una importante función en el mantenimiento de las funciones cerebrales, en parte por su acción decisiva sobre el metabolismo del ácido glutámico.

Utilizado desde hace tiempo como energético en multitud de fórmulas, unido a sales minerales como el sodio y el potasio, se comporta como un nutriente que es capaz de aprovechar productos catabólicos para incorporarlos de nuevo a la cadena energética.

Funciones orgánicas:

Al igual que el ácido glutámico, interviene en la eliminación del amoniaco cerebral.

Mejora el aprovechamiento del glucógeno hepático.

Potencia el intercambio celular de los minerales sodio y potasio.

Evita la excesiva excreción del potasio renal.

Participa en la metabolización de otros minerales como el calcio, el zinc y el magnesio.

Mantiene las contracciones cardiacas, evitando las arritmias.

Regula el nivel de las transaminasas hepáticas.

Es energético cerebral y muscular.

Regula la producción de urea.

Actúa en unión a las vitaminas B-1 y B-2 en el buen mantenimiento del sistema nervioso.

Regenerador de tejidos en especial del sistema nervioso en la enfermedad de Parkinson y Alzheimer.

Normaliza los procesos de aprendizaje.

Participa en el ciclo de Krebs en la producción de energía a partir de las grasas.

Aumenta la resistencia a la fatiga.

ÁCIDO GLUTÁMICO

Considerado un elemento esencial en el desarrollo intelectual y memorístico, el ácido glutámico está presente en la mayoría de los preparados farmacéuticos y dietéticos orientados a este fin. Su forma activa, la L-Glutamina, es capaz de atravesar la barrera hemato encefálica e incorporarse inmediatamente a las funciones que le son propias. El ácido D-glutámico, muy parecido químicamente, no tiene actividad ni como elemento de construcción de las proteínas ni como potenciador del sabor.

En el deporte es empleado para reducir la producción de ácido láctico (lo cual suele causar calambres y agujetas). Aunque la dieta suele contener cantidad suficiente de ácido glutámico, la práctica del deporte aumenta sus necesidades.

Funciones orgánicas:

Se puede considerar como un componente esencial de todas las funciones cerebrales, ya sea directamente o como precursor de neurotransmisores como el ácido gamma amino butírico.

Es importante en la regulación del azúcar y de la tolerancia a la glucosa, participando en el metabolismo de los hidratos de carbono y controlando las necesidades orgánicas de consumir azúcar.

Es un desintoxicante cerebral y regula la producción de amoniaco, especialmente cuando hay consumo excesivo de alcohol o drogas.

En unión al ácido cítrico interviene en la **producción de energía muscular**.

Participa en todas las funciones cerebrales ligadas a la inteligencia, la capacidad de concentración y la memoria, en unión a los fosfolípidos.

Mejora la digestión de las proteínas al aumentar la cantidad de ácidos gástricos.

Evita la demencia senil.

Facilita la acción del ácido fólico y trabaja en sinergia con la vitamina B-6 y ácido pangámico (B 15).

Participa en la transformación del amoniaco en urea.

Regula el equilibrio ácido/base en el riñón y la producción de urea.

Precursor de ácidos nucleicos

Es antioxidante y ayuda a la formación del glutatión.

Precursor del GABA (neurotransmisor)

Aplicaciones no carenciales:

Mejorar las facultades intelectuales en niños o en personas sometidas a duros esfuerzos memorísticos. Su forma activa, la L-Glutamina, se puede emplear incluso dos horas antes del estudio.

Prevención de las lagunas mentales y demencias propias de la vejez.

Potenciar los efectos de los antidepresivos, aunque no se debe emplear en casos de angustia o ansiedad ya que puede producir nerviosismo.

Acúfenos

Eliminar la fatiga física e intelectual.

Aumentar los reflejos en exámenes de tipo físico, como conducir vehículos o pruebas deportivas de concentración.

Curar los efectos tóxicos de las borracheras en unión a la vitamina B-6.

Como preventivo en las náuseas y vómitos del embarazo y para ayudar al buen desarrollo intelectual del feto.

Mala digestión de las proteínas por carencia de ácidos gástricos.

Hiperplasia benigna de próstata

Somnolencia después de las comidas.

Sensibilidad extrema a las bebidas alcohólicas, incluidas las de baja graduación.

Deliriums tremens y alucinaciones.

Drogadicción en general.

Para quitarse el hábito de beber café o té.

Trastornos del lenguaje en los niños como timidez, tartamudeo, autismo o pesadillas.

L-GLUTAMINA

Aunque la Glutamina no es un aminoácido esencial (se obtiene a partir del ácido glutámico), pues puede ser sintetizado por el organismo, en casos de quemaduras o trabajo físico intenso, en los cuales se reducen sus niveles plasmáticos, se produce un gran aumento de sus necesidades.

Al tratarse de un componente esencial para facilitar el transporte del nitrógeno por el organismo, fundamentalmente entre el músculo (principal lugar de síntesis), el pulmón y el riñón, su función es quizá más importante que otros aminoácidos.

La glutamina se diferencia de otros aminoácidos en que tiene dos grupos amino: un grupo primario alfa-amino y un grupo amida adicional. Debido a la polaridad del grupo terminal amida, la glutamina es rápidamente hidrolizada produciendo glutamato y amonio, constituyendo una reacción clave en el intercambio de nitrógeno en el organismo. En las situaciones de estrés y en las infecciones hay una captación tisular incrementada de glutamina, fundamentalmente por parte del hígado, linfocitos y macrófagos.

La concentración de la glutamina en el interior de la mucosa de la célula intestinal es baja comparada con la de las células musculares y hepáticas, pero en estados catabólicos la captación de glutamina por el intestino aumenta, así como su liberación, por parte de la musculatura esquelética. Proporcionar glutamina como complemento nutricional puede acelerar la curación del daño intestinal secundario a la quimio y radioterapia, reduciendo la mortalidad.

Los estudios han demostrado que la L-glutamina usada en nutrición produce:

Reducción en el número de infecciones.

Mejoramiento del balance nitrogenado y estímulo de la síntesis proteica necesaria para la formación del músculo.

Mejoría de la respuesta inmunitaria.

Aumento de los niveles de insulina y producción de arginina.

Previiene el deterioro muscular. Útil en casos de flacidez muscular.

Aumenta los niveles de ATP (Adenosin Trifosfato).

Aumenta los niveles de la hormona de crecimiento.

Reduce los niveles de estrés muscular causados por el ejercicio intenso.

Reduce el nivel de enfermedades comunes en los deportistas.

Neutraliza el efecto destructivo causado por los corticoides sobre el tejido muscular durante los periodos de entrenamiento intenso.

Es la base de la síntesis del ADN.

Ayuda a formar los enterocitos.

Contribuye al buen funcionamiento del intestino reduciendo la hipermeabilidad.

Normaliza la flora intestinal

Todos estos beneficios pueden ser debidos probablemente a que la glutamina incrementa la formación de glutatión, estimula la utilización de las proteínas, actúa como precursor de la arginina y tiene un impacto positivo en la concentración celular de ATP.

Se recomienda efectuar una mezcla con ácidos grasos poliinsaturados omega 3, glutamina, ácido glutámico, cisteína, aminoácidos de cadena ramificada, Beta carotenos, vitamina C y fibra, en caso de infecciones intestinales severas.

TAURINA

La taurina se encuentra principalmente en las áreas de alta actividad eléctrica, tales como el ojo, el cerebro y el corazón. La función más importante es estabilizar las membranas de las células nerviosas. Si la membrana de la célula está eléctricamente inestable, la célula nerviosa puede activarse con demasiada rapidez y erráticamente, lo cual puede causar algunas formas de epilepsia.

Otra teoría de la epilepsia sostiene que es causada por cantidades anormales de ácido glutámico en el cerebro. De acuerdo con esta teoría, la taurina trabajaría normalizando los niveles de ácido glutámico.

Algunos estudios han demostrado que la falta de taurina durante las 2 primeras semanas de vida afecta permanentemente el nivel de algunos aminoácidos en el cerebro. El nivel aumentado de ácido glutámico puede hacer a un organismo más propenso a las crisis convulsivas durante ciertas situaciones de estrés, tales como una fiebre alta, estimulación excesiva, trauma, cambios dietéticos o cualquiera de estas circunstancias en combinación con factores genéticos o daño cerebral. Sin embargo, existe controversia a este respecto, puesto que hay trabajos que han encontrado que la taurina no produce beneficio ninguno en algunos casos de epilepsia. Se requiere de investigación adicional para determinar cuáles de los muchos tipos de epilepsia que existen, pueden responder a la taurina y cuáles son las dosis óptimas.

También se han hecho estudios en relación con el uso de la taurina en el síndrome de abstinencia del alcohol con resultados muy positivos en lo tocante al desarrollo de algunos de los síntomas más graves de este tipo de trastorno, tales como el delirio y las alucinaciones. La taurina también disminuye las molestias en el síndrome de abstinencia por adicción a la morfina.

Funciones orgánicas:

Aunque es sintetizado a partir de la metionina y la cistina, se puede encontrar en cantidades muy altas en la carne de buey y toro, así como en la leche materna o bovina.

En relación a las enfermedades cardíacas, podemos decir que la taurina comprende más de 50% de los aminoácidos libres en el corazón, mejorando la fuerza del músculo del corazón, previniendo el desarrollo de cardiomiopatías.

En las enfermedades oculares, se sabe que existen altas

concentraciones de taurina en la retina del ojo, donde parece que funciona como un *buffer celular* protegiendo a las células retinales de los efectos dañinos de la luz ultravioleta y las sustancias tóxicas.

Este aminoácido resulta eficaz también en el tratamiento de la diabetes y en los cálculos biliares, donde es un componente normal de la bilis (no hay que olvidar que la glicina y la metionina son los otros aminoácidos esenciales para el funcionamiento adecuado de la vesícula biliar). Sabemos que se enlaza a ciertas sales biliares, y por ello mejora su habilidad para digerir la grasa. Los estudios animales han demostrado que la complementación con taurina puede inhibir la formación de cálculos biliares, aunque aún no ha sido probado en humanos.

Otro ejemplo de la importancia de la taurina lo encontramos en la fibrosis quística, una enfermedad que frecuentemente conduce a una deficiencia de ácidos grasos esenciales y otros nutrientes solubles en grasa. Estas deficiencias pueden a veces ser corregidas mediante la administración de enzimas pancreáticas.

Sin embargo, algunos pacientes con fibrosis quística también tienen una anormalidad de la función biliar que resulta en una mala absorción de las grasas. Esta anormalidad parece ser debida en parte a una deficiencia de taurina, la cual juega un papel clave en la acción digestiva de la bilis.

Otra enfermedad en la que puede emplearse la taurina como terapia nutricional es en la epilepsia, donde se ha demostrado que disminuye la frecuencia de las crisis convulsivas de la epilepsia en algunos animales.

La taurina ha demostrado también una actividad antiepiléptica definitiva potente y de larga duración en un grupo de epilépticos que no respondieron a los medicamentos convencionales. Este efecto antiepiléptico se logró con dosis entre 200 y 1500 mg. al día.

En lo referente a su toxicidad, la taurina es generalmente bien tolerada. No se conocen serios efectos colaterales a las dosis terapéuticas usuales de 1-3 gramos al día. Los médicos expertos en nutrición generalmente prescriben de 500 a 1000 mg, 2 a 3 veces al día, en adultos.

Acciones en el deporte:

Al igual que la glutamina es un importante agente anticatabólico, oponiéndose al deterioro muscular y favoreciendo el uso de la glucosa muscular, tal y como hace la insulina.

Ayuda al **crecimiento de las fibras musculares** cuando se une a un entrenamiento de alta intensidad.

Es fundamental para asegurar un rendimiento muscular óptimo.

Mejora la fuerza del músculo cardiaco, previniendo el desarrollo de cardiomiopatía y disminuyendo la presión arterial.

Otros efectos:

Es un factor importante en la formación de hormonas femeninas, en especial los estrógenos.

En la niñez parece ser muy importante en el desarrollo intelectual, la potencia muscular y el correcto funcionamiento de los músculos oculares. Estas funciones se cree que no son tan importantes en la edad adulta, quizá porque entonces el organismo ya puede metabolizar cantidades suficientemente altas de taurina como para cubrir las necesidades.

Estabiliza la excitabilidad nerviosa en la infancia e impide su alteración o degeneración.

Mantiene el líquido encéfalo raquídeo en suficiente cantidad y buen estado.

Se comporta como un neurotransmisor modulador.

Disuelve las grasas corporales y ayuda a la formación de la bilis.

Controla los niveles de colesterol a través de su acción sobre la vesícula biliar.

Regula la agregabilidad plaquetaria, mejorando la circulación sanguínea en las arterias de pequeño calibre.

Ayuda al buen metabolismo del calcio.

Mejora las funciones endocrinas en general y tiene un positivo efecto antienvejecimiento.

Interviene en el intercambio iónico sodio y potasio.

Es un factor de tolerancia hacia la glucosa.

Mejora el cociente intelectual en los niños.

Estimula la producción de linfocitos y fagocitos.

Evita la degeneración cerebral en la vejez.

Energizantes

CAFEÍNA

La cafeína es un alcaloide del grupo de las xantinas, de apariencia sólida, cristalina, blanca y de sabor amargo, que actúa como una droga psicoactiva y estimulante. Se encuentra también como guaranina (en el guaraná), mateína (en el mate), y teína (encontrada en el té), todas las cuales contienen además algunos alcaloides adicionales como los estimulantes cardíacos teofilina y teobromina, y a menudo otros compuestos químicos como los polifenoles, los cuales pueden formar complejos insolubles con la cafeína.

La cafeína puede encontrarse en cantidades variables en las semillas, hojas y frutos de algunas plantas, donde actúa como un pesticida natural que paraliza y mata ciertos insectos que se alimentan de las plantas. Es consumida por los humanos principalmente en infusiones extraídas del fruto de la planta del café y de las hojas del arbusto del té, así como también en varias bebidas y alimentos que contienen productos derivados de la nuez de cola. Otras fuentes incluyen la yerba mate y el fruto del Guaraná.

En los humanos, la cafeína actúa como estimulante del

sistema nervioso central que produce un efecto temporal de restauración del nivel de alerta y eliminación de la somnolencia. Las bebidas que contienen cafeína, tales como el café, el té, algunas no alcohólicas (especialmente los refrescos de cola) y las bebidas energéticas, gozan de una gran popularidad. Ello nos lleva a asegurar que es la sustancia psicoactiva más ampliamente consumida en el mundo.

La cafeína tiene propiedades diuréticas, pero los consumidores regulares, sin embargo, desarrollan una fuerte tolerancia a este efecto. Los estudios no han podido demostrar la creencia general de que el consumo regular de bebidas con cafeína contribuye significativamente a la deshidratación.

Desde hace poco es nuevamente legal en el deporte (como sustancia), habiendo sido excluida por la Agencia Mundial Antidopaje en enero del 2004 de la lista de sustancias prohibidas. Sus efectos en el organismo son comparados con otros productos como la jalea real, el ginseng o el polen, y en ocasiones espectaculares. Se trata de una droga social de gran utilidad en el deporte, tanto para los entrenamientos, como para la recuperación o durante la competición.

Propiedades:

El valor nutritivo del café es muy bajo, pero contiene minerales (potasio, magnesio, calcio, cromo) y vitaminas (niacina)

No se acumula en el organismo, se degrada en el hígado y se elimina por la orina entre 3 y 6 horas después de su consumo.

La ingesta de cafeína, ya sea de forma natural en café, té o bebidas con cafeína es muy útil antes de los entrenamientos, sobre todo los entrenamientos matinales y los que se realizan poco después de comer.

A menudo, se añade la cafeína a medicamentos que no necesitan receta médica, como analgésicos, supresores del apetito y medicamentos para el resfriado.

El consumo excesivo de cafeína puede llevar a que se presenten taquicardias (frecuencia cardiaca rápida), diuresis (excreción excesiva de líquidos), náuseas y vómitos, intranquilidad, ansiedad, depresión, temblores y dificultad para dormir.

El ser humano no requiere del consumo de cafeína en la dieta; sin embargo, su consumo moderado no está asociado con ningún riesgo para la salud. Tres tazas de café de 235 ml (250 miligramos de cafeína) por día, se consideran una cantidad moderada o promedio de cafeína y 10 tazas de 235 ml se consideran un consumo excesivo.

Un resumen de sus propiedades podría ser:

Estimula el sistema nervioso central.

Aumenta la diuresis, a largo plazo puede provocar deshidratación.

Retrasa la sensación de cansancio.

Aumenta la actividad mental

Reduce la sensación de sueño y apatía.

Posee un efecto vasoconstrictor a nivel cerebral.

Uso en el deporte:

La cafeína no es adictiva, no produce síndrome de abstinencia como el tabaco u otras drogas, aunque podemos acostumbrarnos a las reacciones que produce en nuestro organismo y acusar adicción. Lo que si produce es un aumento de la tolerancia, por lo que para conseguir los mismos efectos cada vez tendremos que tomar más cafeína.

Es posible que no tenga beneficios en los deportes o ejercicios de corta duración o explosivos, mientras que en deportes de media o larga duración pueden contribuir de entre 10 y 20% de mejora de los resultados y hasta un 30% en el retardo de los síntomas del cansancio.

Muchos de los efectos de la cafeína son directamente en el sistema nervioso y en el cerebro, por lo que el componente psicológico en la mejora de los resultados con la ingesta de cafeína es bastante notable. Estos efectos psicológicos de euforia y activación junto con el retraso de la sensación de cansancio, pueden explicar buena parte del 20% de la mejora observada. En deportista de alto nivel, adaptados al sufrimiento psicológica y físicamente, el componente extra de la cafeína se hará también notar.

El café arábico suele contener menos cafeína que el resto, y las bebidas energéticas suelen tener la cafeína correspondiente a un cuarto de taza de café.

CREATINA

La creatina es un compuesto nitrogenado sintetizado en hígado, páncreas y riñón y que también puede encontrarse en carne y pescado (especialmente arenques y sardinas). Al ser sintetizada es transportada al músculo esquelético donde se fosforila para producir fosfocreatina. En el riñón se excreta como creatinina, y constituye la manera más simple de monitorizar la correcta función de los riñones. Una subida en los niveles de creatinina de la sangre solamente es observada cuando hay un marcado daño renal. Los deportistas que toman los suplementos de creatina deberán, pues, suspenderla unos días antes para no dar cifras falsas en las pruebas renales. Del mismo modo y puesto que no es soluble en líquidos, un exceso en la dieta puede ocasionar un aumento en la formación de arenillas y cálculos renales.

Aunque frecuentemente confundida con los aminoácidos, esta molécula biológica no posee las mismas características, pues su efecto radica en que es capaz de unirse con una célula de ácido fosfórico formando un enlace de alta energía. Se deriva a partir de los aminoácidos arginina, glicina y metionina, y se acumula básicamente en los músculos esqueléticos (98%) en forma de creatina libre unida a una molécula de fosfato (fosfocreatina). La fosfocreatina sirve como **fuente**

inmediata de energía para la contracción muscular, algo muy importante durante los ejercicios de breve duración, alta intensidad y carácter anaerobio. Otra función vital de la creatina es la de detener la bajada del pH muscular, un factor que contribuye a la fatiga.

La creatina se renueva de forma continuada en el organismo, perdiéndose unos 2 gramos al día en forma de creatinina que se recuperan por la alimentación o mediante la síntesis que se inicia en los riñones donde, a partir de los aminoácidos glicina y arginina, se forma un producto intermedio que va al hígado donde se completa la molécula con la participación del aminoácido metionina. Sin embargo, los estudios más recientes demuestran que los complementos de creatina pueden aumentar la cantidad total que se almacena en los músculos. Se ha demostrado que la toma de 20 gramos diarios de creatina (dosis de 5 gramos cuatro veces al día) durante 5 días aumenta un 20% la cantidad de creatina y fosfocreatina en el tejido muscular.

La relación entre esta carga de fosfocreatina muscular y el rendimiento deportivo es evidente, siendo el efecto más importante la **mejora de la potencia anaeróbica** por el retraso de la fatiga. En ejercicios de potencia el aumento de rendimiento está entre el 5 y el 7%, lo que permite al atleta entrenar a mayores intensidades.

Según recientes estudios realizados en Inglaterra, se estableció que es conveniente tomar una dosis inicial diaria de 20 a 30 gramos de creatina, durante seis días y continuar con una dosis de mantenimiento durante el resto del mes. Respecto a las precauciones a tener en cuenta para su administración, la primera es que debemos tener en cuenta es el límite en la capacidad de almacenamiento de creatina en el músculo. En condiciones normales los músculos con una composición mixta de fibras rápidas y lentas tienen una cantidad de 15 gramos de creatina por kg de músculo. El límite de acumulación de creatina es de 19-20 gramos por kg de tejido muscular, por lo que utilizar dosis más altas que las que se han mencionado (20 gr/día x 5 días) no tiene ningún sentido.

Un segundo aspecto a considerar es que el efecto mencionado puede no ser evidente en personas que por su constitución ya tienen suficientes depósitos ricos en creatina. Ello nos lleva a considerar que en atletas poco entrenados su efecto es mucho mayor que en los expertos. Por último, hay que recordar que la forma como la creatina se elimina es en forma de creatinina y que el exceso de consumo sobrecarga el riñón y está contraindicado en personas con alteraciones renales.

Estudios realizados en Inglaterra comprobaron que las personas que suman a la ingesta de creatina una buena dosis de carbohidratos hiperglucémicos, obtuvieron un 60% más de incremento de la creatina muscular. La emisión de insulina estimulada por el consumo de los carbohidratos parece jugar un papel importante en el traslado de la creatina, los aminoácidos ramificados y la glutamina hacia las células musculares.

Durante la práctica de ejercicios anaerobios intensos, la fosfocreatina corporal se agota rápidamente, lo que puede contribuir a nuestra incapacidad para levantar pesos máximos o al incremento de la fatiga. La suplementación con creatina permite aumentar la creatina intramuscular casi en un tercio, lo que favorece la formación de fosfocreatina, ayudando además a mantener una potencia máxima o casi máxima durante más tiempo de lo habitual. De esta manera **nuestros entrenamientos pueden ser más intensos y nuestra fatiga menor.**

Por tanto, podemos resumir los efectos así:

Incremento del máximo de fuerza para una repetición.

Incremento del 70% en el número total de repeticiones.

Incremento del rendimiento de la potencia.

Reducción de la fatiga.

Aumento de la capacidad para efectuar repeticiones de máxima potencia.

GLUCURONOLACTONA

La Glucuronolactona es un carbohidrato derivado de la

glucosa mediante su metabolismo en el hígado, por lo que le podemos considerar como producido de forma natural por el cuerpo humano. Se trata de un importante componente estructural de casi todos los tejidos conectivos, encontrándose también en la savia de muchas plantas, así como en diversos alimentos como los granos o el vino rojo. Derivada de la glucosa, se encuentra en la fórmula de algunas bebidas energéticas y se vende en cápsulas de 600 mg.

Participa en los procesos de desintoxicación, apoyando al cuerpo a eliminar sus propias sustancias toxicas. Se absorbe y se metaboliza con rapidez generando metabolitos no tóxicos como la xilulosa, siendo **precursor en la síntesis del ácido ascórbico y la formación del glucógeno**. Su efecto como energizante deportivo se potencia habitualmente con ginseng.

JALEA REAL

Hoy día creo que no hay nadie que no conozca ya la jalea real y más del 45 por 100 de la población confiesa haberla consumido alguna vez.

Descubierta en el siglo XVII, no fue hasta mitad de este siglo xx cuando se hicieron los primeros estudios serios sobre ella. Se sabía que constituía el alimento de las abejas reinas, las cuales, y gracias a ella, crecían mucho más que el resto. Las primeras aplicaciones en el hombre dieron como resultado un aumento de la euforia, de la vitalidad, una mejora en el carácter y la capacidad intelectual, mejor agudeza visual, un aumento en la capacidad sexual y la procreación, así como un sistema defensivo más eficaz. Y todo ello sin efectos secundarios.

Hoy día no se conoce ningún producto dietético que pueda superar en efectividad a la jalea real.

La jalea real contiene un porcentaje muy alto de proteínas asimilables, vitaminas del grupo B (en especial el ácido pantoténico), minerales y oligoelementos en proporciones adecuadas, ácidos grasos esenciales, así como otros elementos traza aún desconocidos. Como cualquier alimento natural, la eficacia se debe al conjunto armónico de sus componentes y no a un principio activo determinado.

La jalea real se puede adquirir fresca, pero esta forma es muy inestable y se pierden la mayoría de sus principios activos, sobre todo enzimas, a los pocos días. También existe la forma liofilizada, en la cual se ha extraído toda el agua y se conserva solamente el alimento en forma de polvo. Es la forma más activa de todas y la que mejor aguanta el paso del tiempo. Una tercera forma es en ampollas bebibles, con una conservación perfecta, pero que debemos consumirla a dosis de 500 a 1.000 mg por día. Una última forma también adecuada es tomarla unida a la miel o al polen, alimentos que son de su misma familia. La jalea real la pueden consumir los deportistas de manera continuada, aunque se recomienda especialmente en los cambios de cada estación, o sea, al menos cuatro veces al año.

Los efectos son de un aumento en la vitalidad, una sensación de alegría, un aumento en el número de glóbulos rojos, una mayor resistencia a las enfermedades, un tiempo de recuperación más corto y una mejora en la calidad del esfuerzo.

También es útil para tratar la angina de pecho, la diabetes, la falta de desarrollo infantil, el cáncer incipiente, el poco apetito sexual, la anorexia y los desarreglos glandulares propios de la edad madura.

LECITINA

La lecitina es un complejo de fosfolípidos presente tanto en el ser humano, como en los vegetales. Parte esencial para la formación de la bilis, la volvemos a encontrar como fosfolípido en la sangre, tejido neuronal, pulmones e hígado. Su principal función es intervenir en la neurotransmisión del impulso nervioso, regular el metabolismo del colesterol, intervenir en la síntesis de las prostaglandinas y la función sexual, ser un eslabón decisivo en la memoria y la producción de la energía, hacer más fluidas las grasas saturadas e impedir que se depositen y mejorar la visión.

En el ámbito deportivo se han utilizado para mejorar la definición muscular al ser emulsionante de las grasas, mejorar el aprovechamiento energético a partir de las grasas, agudizar la memoria y la concentración, y corregir el nerviosismo.

LEVADURA DE CERVEZA

Éste es uno de los suplementos dietéticos más antiguos que se conocen y uno de los más utilizados antiguamente por los deportistas. Proporciona proteínas de una calidad biológica similar a la carne, aunque de una utilidad neta superior. La cantidad de proteínas es del 41 por 100.

Es una de las fuentes de vitaminas B más completa que se conoce, siendo especialmente rica en vitamina B-l. En su composición, además, se encuentran otros factores catalíticos, hormonas, minerales, fermentos y azúcares.

La mayoría de las levaduras que se comercializan son poco aprovechables por el ser humano, llegándose a eliminar la mitad de las proteínas y casi el 70 por 100 de los carbohidratos.

Ello es debido a que estos gérmenes están recubiertos de una pared celulósica muy dura, la cual apenas se consigue disolver con los jugos gástricos. Para ello se dan dos soluciones: proporcionar levaduras vivas o matarlas y romper su pared de celulosa.

Los productos con levaduras vivas son mucho más activos que los demás y basta con muy poca dosis para notar sus efectos. El problema está en que no se pueden administrar durante varios meses, ya que estas levaduras son muy voraces y, una vez ingeridos todos los gérmenes patógenos y productos residuales, pasan a devorar incluso parte de los alimentos que consumimos. Por ello, su tiempo de utilización no debe ser superior a un mes. Las otras, las muertas, se pueden consumir durante más tiempo, pero su eficacia es menor.

Como suplemento deportivo es útil para suministrar dosis extras de proteínas, vitaminas y minerales, en especial hierro. No es un alimento energético, pero ayuda a mantener el cuerpo sano y puede cubrir perfectamente el aumento de las demandas de nutrientes de los deportistas.

Ayuda a mantener la piel sana, el cabello fuerte, mejora la digestión y la función hepática, corrige las diarreas y ayuda al metabolismo energético.

MIEL

He aquí un alimento extraordinario que ha sido desbancado por la utilización masiva de ese veneno llamado azúcar blanco. Recomendado por los más grandes médicos de la antigüedad y considerado el alimento de los dioses, la miel ha sido atacada en varias ocasiones por científicos y médicos sospechosamente ligados a la industria azucarera y farmacéutica.

Lo cierto es que constituye la forma más saludable de endulzar nuestra vida. Sus diferentes azúcares--fructosa, glucosa y sacarosa, hacen que su ingestión proporcione unos niveles de glucosa en sangre inmediatos y mantenidos, sin que posteriormente haya efectos de rebote con hipoglucemia. Es, por tanto, el azúcar de elección para los deportistas.

La miel, además, contiene cantidades necesarias de vitaminas, minerales, oligoelementos, enzimas y fermentos, hasta el punto de hacer de ella un alimento equilibrado y que nos permitiría sobrevivir largas semanas con su solo consumo. Aunque la cantidad de estos nutrientes parezca pequeña, lo cierto es que dan equilibrio al alimento. Su consumo no provoca caries, no roba vitamina B-1, no provoca acidez ni genera diabetes.

Se puede consumir como ayuda en las enfermedades

hepáticas, para robustecer el corazón cansado, combatir la difteria, la cirrosis, la gripe, la anemia, mejorar la memoria y el reumatismo. Ayuda a combatir el insomnio y el estrés.

La miel pura debe cristalizar a partir de los dos meses de su extracción y, por tanto, deberemos desechar toda miel que permanezca líquida con el paso del tiempo. Si así fuera, querría decir que la han adulterado con glucosa o agua o que la han calentado, lo que destruye ciertamente muchos de sus elementos curativos.

> Los deportistas deberían incorporarla como edulcorante habitual y beber agua con miel cuando necesiten dosis extras de glucosa.

OCTACOSANOL (Policosanol)

Al igual que numerosos productos naturales, el aceite del germen de trigo es riquísimo en nutrientes, pero además contiene varios componentes cuya acción todavía no está aclarada. Uno de estos componentes estudiados apenas desde los años 50, es el octacosanol, un alcohol de cadena larga formado por veintiocho átomos de carbono.

En 1972 se publicó el primer estudio serio sobre esta sustancia, por parte de la Universidad de Illinois, en un grupo testigo de casi novecientos deportistas a los que se les administró 0,80 mg de octacosanol, administrado en dos veces al día.

Los resultados arrojaron mejores valores respiratorios durante el esfuerzo físico, sin que aumentara el consumo de oxígeno y retrasándose, por tanto, la entrada en fase anaerobia.

También se comprobó que aumentaba la utilización de carbohidratos por los músculos, estimulaba la producción de glucógeno hepático y retrasaba considerablemente la aparición de la fatiga en los ejercicios aeróbicos.

Es, por tanto, un suplemento a tener en cuenta en los deportes de larga duración. También será útil para la recuperación de músculos atrofiados, esclerosis múltiple, miopías progresivas, cardiopatías de esfuerzo y hepatopatías.

Se trata de un hidrocarburo natural que contiene 28 átomos de carbono con un hidróxido terminal altamente concentrado. Para obtener solamente 7,5 mg. de él se necesitan nada menos que 2,5 kilos de germen de trigo, del cual se extraen mediante prensado en frío una cantidad aproximada de 75 gr. de aceite. Esto nos da una idea de lo difícil que es aislar cantidades altas de tan preciado elemento y del porqué no ha podido comercializarse en cantidades masivas.

Los primeros resultados prácticos se efectuaron en deportistas, ya que se vio que la toma de solamente 8 mg/día proporcionaba un **aumento en la resistencia aerobia** de los atletas. Posteriormente se descubrió sus buenos efectos sobre la capacidad de reacción, las funciones cardiovasculares, el sistema nervioso y el buen rendimiento muscular.

Para un mejor efecto se recomienda consumirlo unido a la vitamina E, no solamente por su acción sinérgica, sino por su efecto antioxidante, ya que al tratarse de un aceite se enrancia con facilidad.

Aplicaciones:

- Reduce la demanda de oxígeno por los músculos.
- **Activa el metabolismo energético humano**.
- Estabiliza el sistema nervioso.
- Es eficaz en las distrofias musculares.
- Mejora la tolerancia al estrés.
- Refuerza el sistema cardiovascular.
- Ayuda a estabilizar las esclerosis y ataxias.
- Disminuye las tasas de colesterol LDL.
- Estimula la glándula pituitaria.

- Controla la tensión arterial máxima.

- Mejora la fertilidad al estimular la producción de hormonas sexuales y la cantidad de semen; por ello es una ayuda contra la impotencia.

- Favorece la acción del Citocromo C reductasa y ahorra potasio, lo que conduce a una mejora en las funciones cardíacas.

- Mejora la digestión, evitando la formación de gases y los trastornos producidos por los nervios.

- En deportistas mejora la captación y utilización del oxígeno, especialmente en altitudes.

- Evita las atrofias musculares, mejora el desarrollo y **aumenta la potencia de los músculos**.

- Regula el metabolismo, aumenta la captación del yodo por el tiroides y participa en el ciclo de Krebs en la utilización de los carbohidratos como energético.

- **Favorece los reflejos**, capacidad de respuesta, coordinación y adaptación al esfuerzo en deportistas.

POLEN

Este suplemento dietético está considerado, junto a la miel, la jalea real y el própolis, uno de los productos «milagro» que nos brinda la naturaleza. La recogida se hace bien con aspiradores directamente en las plantaciones o aprovechando la labor de las abejas, las cuales lo recogen y almacenan en unas celdillas que tienen sus patas. Una vez que llegan a las colmenas, unas trampillas adecuadas se lo quitan a la entrada.

El polen así recolectado está compuesto de gránulos enteros, los cuales contienen una cutícula externa muy dura, en la cual se hallan presentes la mayoría de sus extraordinarias sustancias grasas. Esta cutícula, sin embargo, es la responsable delas intolerancias digestivas, ya que al ser tan dura los jugos gástricos no pueden romperla y puede permanecer intacto hasta cuatro o cinco días después de su ingestión. Este problema, además, provoca el que apenas se utilice el 20 por 100 de sus propiedades nutritivas. Para remediarlo, la industria alimentaria lo presenta también micronizado, fermentado o predigerido, siendo esta última modalidad la que mejor se asimila.

El polen es un suplemento riquísimo en azúcares de absorción rápida, media y lenta, siendo muy adecuado por tanto para mantener unos niveles de glucosa en sangre durante mucho tiempo. También nos proporciona vitaminas del grupo B y A, aminoácidos esenciales, minerales y oligoelementos, DNA, ácidos grasos esenciales, factores antiinfecciosos y esteroles vegetales.

Por todo ello, el polen es un suplemento idóneo para los deportistas, sobre todo para aquellos que se dediquen a deportes de larga duración, alpinismo o ensayos de supervivencia. A su poco peso hay que añadir el que sea un alimento prácticamente completo, cualidad ésta que es común a casi todas las semillas y no hay que olvidar que de cada grano de polen sale una nueva vida.

Requisito imprescindible si tomamos polen granulado es masticarlo bien y hacerlo en una sola toma antes del desayuno.

Además de su efecto energético, el polen tiene acciones muy beneficiosas para el tratamiento de la prostatitis, reforzar las defensas orgánicas, curar la enuresis, mejorar la visión, provocar aumento de peso gracias a su efecto anabolizante, aumentar la capacidad sexual y la fertilidad, reforzar la memoria, regular la función intestinal, curar la anemia y mejorar los cuadros depresivos. Las personas alérgicas al polen deberán tener en cuenta que la alergia suele ser al polen aéreo (rico en proteínas y sustancias extrañas), y no al digerido. Aún más, las alergias al polen se curan ingiriendo dosis pequeñas de polen, el cual actuará como si de una vacuna se tratara.

Quien así lo desee hacer, deberá tomar polen los meses que preceden a la primavera y suspenderlo solamente en los meses de mayor polinización. A buen seguro su alergia estará muy mitigada.

PRÓPOLIS

Los propóleos son una mezcla de sustancias resinosas elaboradas por las abejas, las cuales los utilizan para impedir la proliferación bacteriana dentro de las colmenas. Utilizados desde la época de los faraones, han sido la base de la antibioterapia y la curación de las heridas. Por su acción bacteriostática, bactericida, fungicida, antiinflamatoria, analgésica y cicatrizante, constituye uno de los productos más preciados de la naturaleza.

Los deportistas deberán utilizarlo siempre en sustitución de los antibióticos, ya que resuelve en menos tiempo y con ausencia total de efectos secundarios las infecciones. También ejerce un buen efecto preventivo, porque refuerza el sistema inmunitario al estimular la fagocitosis y la serie T de linfocitos.

Es eficaz inclusive contra virus, salmonellas y mordeduras de serpientes o animales.

Se puede utilizar tanto interna como externamente.

PROTEÍNAS EXTRAS

Los suplementos de proteínas han tenido un auge extraordinario desde el resurgir del culturismo y, aunque en este deporte puedan tener una justificación, no ocurre así en el resto.

Los concentrados de proteínas suelen proceder de la soja o del huevo, siendo ambos de una calidad biológica similar. Tomados antes del esfuerzo deportivo facilitan el crecimiento del músculo y tomados después ayudan a la restauración de las fracturas o lesiones.

Aunque la gente parezca opinar lo contrario, no son suplementos energéticos y no pueden convertir a una persona delgada en una fuerte, y con buenos músculos, por el solo hecho de tomarlas. Para que las proteínas extras tengan alguna utilidad, hay que simultanearlas con el deporte, especialmente con el deporte de fuerza o pesas.

Tampoco ayudan a adelgazar a menos que la persona deje de comer (que es lo que, a fin de cuentas, le adelgazará), ni hacen que el pecho se ponga duro o la piel tersa. Un exceso de proteínas, por el contrario, hace que las mujeres pierdan volumen del pecho al disminuir la cantidad de grasa y puede haber complicaciones renales y arteriales a medio plazo.

Otro error muy común es creer que los preparados de proteínas al 90 por 100 son superiores al de los del 60 por 100. Cuanta más proteína -dicen- más potencia y más músculo. La verdad es que es justo al revés. Los concentrados al 60 por 100 llevan más del 30 por 100 restante de hidratos de carbono, el cual ayuda para dos fines: proporcionar energía y facilitar la combustión de las proteínas.

> Cuanta menos cantidad de carbohidratos contenga el preparado, menos posibilidad hay de ganar musculatura.

Para que un músculo aumente de tamaño, no lo olvidemos, tiene que ganar peso y esto se logra con los hidratos de carbono. Los preparados al 90 por 100, por tanto, solamente los deben utilizar personas con una musculatura muy desarrollada y con el fin de aumentar la definición (por ausencia de grasa muscular), no con la de aumentar la musculatura.

Otra recomendación es que compremos preparados comerciales enriquecidos con vitaminas, minerales y algunos aminoácidos, ya que así se facilita la entrada de las proteínas en los músculos.

Germen de trigo

Éste fue uno de los suplementos más utilizados por los deportistas, hasta que los nuevos productos le quitaron el liderazgo.

El germen del trigo es la parte más importante del grano,

pero que se elimina con el fin de hacer una harina más duradera y blanca. Aunque se sabe que este proceso priva a la harina de su más valioso elemento nutritivo, la industria alimentaria no está dispuesta a dar marcha atrás.

El germen de trigo contiene hasta un 45 por 100 de proteínas de la máxima calidad biológica, casi un 40 por 100 de hidratos de carbono complejos y el resto de grasas poliinsaturadas. Además de ello, también es rico en vitaminas B y E, y numerosos minerales. Es, por tanto, como cualquier semilla, un alimento completo para la alimentación humana.

Utilizándolo en forma de escamas o solamente su aceite, podremos conseguir de manera natural un aporte extra de proteínas y ayudar al buen desarrollo muscular, sin los problemas que proporcionan los concentrados de proteínas. Además de esto, los deportistas deberán tomarlo en las convalecencias, para recuperarse de lesiones, como aporte de la vitamina antioxidante E, para mejorar las afecciones hepáticas y como rejuvenecedor general.

Vitamina B-15

El ácido pangámico, más conocido como vitamina B- 15, es de descubrimiento reciente, ya que las primeras experiencias con él apenas datan de la década de los 50.

Extraído de la parte oleosa de la nuez del albaricoque, se sabe que es un agente transmetilante y que aporta oxígeno o al menos que facilita la incorporación del oxígeno a las células. Esto ya le confiere unas extraordinarias posibilidades para su aplicación en el deporte. La aparición de la fase anaerobia (deuda de oxígeno) se puede retrasar mediante la ingestión de vitamina B-15.

Hasta hoy, los efectos comprobados de la vitamina B-15 serían: alivia los dolores de la angina de pecho y otras enfermedades en los cuales existe falta de oxígeno, como es el caso de los asmáticos y bronquíticos.

También normaliza la respiración, corrige las taquicardias, mejora la vascularización cerebral, desintoxica el hígado de la agresión ambiental y de las drogas, y favorece la irrigación sanguínea en caso de arteriosclerosis. También se le ha comprobado efectos beneficiosos en la esclerosis múltiple, en el Sida, en el alcoholismo y en las intoxicaciones por metales pesados.

En el ámbito deportivo, resulta un compuesto altamente interesante en los deportes de resistencia, ya que retrasa considerablemente la falta de oxígeno y la aparición de la fatiga. Este efecto se logra mediante una mejor captación del oxígeno por los músculos. También, y esto es muy importante, posee un efecto euforizante no excitante y proporciona alegría al deportista.

MALTODEXTRINA

Las dextrinas son un grupo de oligosacáridos de poco peso molecular producidas por la hidrólisis del almidón. Tienen la misma fórmula general que los polisacáridos, pero son de una longitud de cadena más corta, solubles en agua, sólidas, de color blanco hasta levemente amarillo, ópticamente activas.

La Maltodextrina es un derivado del almidón, generalmente proveniente del maíz, el trigo o la patata. El almidón es una molécula gigante construida por largas cadenas de las que la glucosa es la menor parte. Esto significa que una vez degradado totalmente el almidón uno se queda con una solución de glucosa (llamada dextrosa en su forma granulada). Está compuesta por 1% de dextrosa, 3% de maltosa y 96% de triosas y polisacáridos. Esta combinación de carbohidratos provee **energía de larga duración** porque el propio organismo va degradándola en moléculas de glucosa que son absorbidas rápidamente. De esta forma liberan energía en forma gradual y progresiva y generan energía de larga duración, de absorción rápida y progresiva. De fácil digestión, permite una rápida recuperación de la energía después del entrenamiento.

La maltodextrina es el carbohidrato de elección en los alimentos energéticos con bajo aporte de calorías, por su gran solubilidad y rápida absorción. La mayoría de productos de creatina contienen dextrosa o maltodextrina para estimular la producción de insulina, que es la responsable de llevar la creatina a los músculos.

Se utiliza:

Antes del ejercicio, para asegurar suficiente reserva energética (muscular y hepática) al organismo. En este periodo es conveniente la ingesta de carbohidratos de bajo índice glucémico (ej: legumbres).

Durante el ejercicio, para retrasar la fatiga manteniendo la concentración de glucosa en sangre. En este periodo es conveniente la ingesta de carbohidratos de alto índice glucémico (ej: glucosa, sacarosa, etc). Los geles energéticos y las bebidas deportivas suelen contener maltodextrina.

Después del ejercicio: **Para reponer los depósitos (muscular y hepático) de glucógeno**. En este periodo también es conveniente la ingesta de carbohidratos de alto índice glucémico.

DEXTROSA (Glucosa)

La *dextrosa* que es glucosa en polvo se obtiene a partir del almidón de cereales como el maíz o el trigo. Es más digestible que la sacarosa, ya que al ser un azúcar simple se absorbe directamente mediante un mecanismo activo sin digestión previa. Debido a su estructura, su contenido energético bruto es algo inferior al de la sacarosa y asimismo su valor edulcorante es menor. La dextrosa, un monosacárido que se obtiene por hidrólisis del almidón, se encuentra también en embutidos como salchichón, chorizo, y salsas. Todas las frutas naturales tienen cierta cantidad de glucosa (a menudo con fructosa), que puede ser extraída y concentrada para hacer un azúcar alternativo. A nivel industrial, tanto la glucosa líquida (jarabe de glucosa) como la dextrosa (glucosa en polvo) se obtienen a partir de la hidrólisis enzimática de almidón de cereales (generalmente trigo o maíz).

La glucosa, libre o combinada, es el compuesto orgánico más abundante de la naturaleza. **Es la fuente primaria de síntesis de energía** de las células, mediante su oxidación metabólica, y es el componente principal de polímeros de importancia estructural como la celulosa y de polímeros de almacenamiento energético como el almidón y el glucógeno.

SHILAJIT

Se trata de una planta que crece en los montes Himalayas, rica en ácido fúlvico, que posee propiedades como antioxidante y como agente quelante para el aprovechamiento de los minerales orgánicos.

El contenido de su extracto es rico en enzimas, hormonas, aminoácidos, antibióticos, antivirales, sustancias antimicóticas, entre otros elementos, así hasta un total 74 complejos esenciales y minerales disueltos con el 42 % de alimentos ácidos sólidos.

Actúa como un electrolito natural que puede restaurar el equilibrio eléctrico de las células dañadas, neutralizar toxinas y eliminar la intoxicación por alimentos en cuestión de minutos.

En la medicina Ayurveda se emplea para aumentar la energía sexual y espiritual, disminuir la tensión y la ansiedad y para combatir diversas enfermedades, como: afecciones renales y de vejiga, anemia, asma, bronquitis crónica, debilidad nerviosa, diabetes, dispepsia fermentativa, afecciones de hígado y bazo, histerismo, neurastenia sexual, trastornos digestivos, etc. En los antiguos textos se le mencionaba como **destructor de la debilidad**.

ÁCIDO ALFA LIPOICO

El Ácido Alfa Lipoico (Alpha Lipoic Acid) está considerado como el antioxidante universal.

Aplicaciones

Es un co-factor esencial en el metabolismo de la energía, aumentando la disponibilidad de la glucosa. A nivel muscular, **protege al sistema muscular** del deterioro ocasionado por el entrenamiento excesivo, evitando el síndrome conocido como "deportista quemado".

Ayuda a bajar de peso. Ayuda a mejorar la salud cardiaca aumentando la eficiencia del músculo cardiaco. Protege las arterias capilares y venas.

Otros beneficios:

- Preventivo del desgaste muscular.
- Ayuda a disminuir la sequedad de los ojos y la piel.
- Favorece la elasticidad de la piel y la suaviza.
- Lucha contra las arrugas.
- Previene el envejecimiento prematuro.
- Posee protección contra el cáncer.
- Disminución de las varices.
- Disminución del estrés.
- Disminución de riesgo de flebitis.
- Inhibe la replicación del virus del SIDA.
- Elimina de nuestro cuerpo metales pesados como el mercurio y el plomo.

1.12 PLANTAS MEDICINALES

Las plantas medicinales, sabiamente manejadas (y para ello nadie mejor que un herbólogo experimentado), constituyen los mejores auxiliares para remediar todas las anomalías en la salud de los deportistas.

Al contrario que los medicamentos, no tienen efectos

secundarios, no producen quebrantamiento ni nuevas enfermedades, curan radicalmente las enfermedades restaurando la salud en su totalidad, refuerzan las defensas orgánicas, no son consideradas dopaje por ninguna legislación y son el complemento imprescindible para una sana alimentación. Tomadas después de comer, reconfortan y facilitan la digestión, no excitando ni estimulando al organismo.

Frente a la dictadura impuesta por los productos químicos y la sanidad española (solamente se permite hablar de los medicamentos como curativos de enfermedades), las plantas medicinales aventajan a éstos en experiencia (cinco mil años), inocuidad (la mayoría de las habituales son totalmente atóxicas) y pueden ser manejadas por personas poco expertas sin peligro de sobredosificación. Tampoco provocan hábito y, además, nos pueden resultar gratis si sabemos buscarlas en el campo.

Las plantas medicinales, no hay que olvidarlo, fueron la única terapia con la que contó la humanidad y nunca se pudieron demostrar que tuvieran efectos yatrogénicos (inductoras de enfermedades), como sabemos ciertamente que tienen los medicamentos. Mientras que los fármacos deben ser recetados por un médico, ya que de no ser así se corre el riesgo de intoxicación e incluso de muerte (tal es su peligrosidad), las plantas medicinales han sido manejadas sin problemas por las gentes humildes, lo mismo que por los grandes doctores.

PLANTAS MEDICINALES DE ESPECIAL INTERÉS

Alholva *(Fenogreco)*

Contiene un 30 por 100 de proteínas, vitamina C, ácido nicotínico, colina y mucílagos. Se utiliza en casos de debilidad muscular y es el mejor anabolizante vegetal conocido. Estimula el apetito, mejora la anemia, combate el agotamiento nervioso y mejora los estómagos delicados.

Alfalfa

Es uno de los alimentos vegetales más completos que existen, mucho más si utilizamos sus semillas germinadas. Contiene la casi totalidad de las vitaminas y minerales necesarios, además de sustancias estrogénicas, antigonadotropas, clorofila y gran cantidad de enzimas digestivos. Suplemento imprescindible que no engorda y ayuda a curar las úlceras duodenales, la caída del cabello, combatir la anemia y el colesterol, rejuvenecer el organismo e impedir su degeneración.

Arándano

El fruto es rico en vitamina C, flavonoides y diversos enzimas. Es la mejor hierba para mejorar la visión y evitar la miopía progresiva. Mejora también la diabetes, las varices, hemorroides, corta las diarreas y sirve como diurético.

Árnica

Una especie casi extinguida y cuya utilidad para los deportistas es grande. Externamente se ha utilizado durante milenios para reducir las fracturas, mitigar el dolor en los golpes y bajar la inflamación en los traumatismos.

Aplicada en forma de pomada o en cataplasmas es, por tanto, una de las hierbas necesarias para cualquier accidente deportivo, ya sea un simple golpe, un moratón o una distorsión.

Bolsa de pastor

Contiene taninos, colina, histamina, aceites esenciales y vitamina C. Es uno de los mejores antihemorrágicos conocidos y sin efectos secundarios. Se puede administrar externamente para curar heridas sangrantes leves, hemorragias nasales o incluso internamente para aumentar el poder de coagulación sanguíneo.

Las mujeres encontrarán en ella una valiosa ayuda para disminuir las menstruaciones demasiado abundantes.

Cáscara sagrada

Contiene glucósidos, taninos, fermentos, resinas y principios amargos. Es la planta de elección para combatir el estreñimiento, superior a las hojas de sen (muy peligrosas) y sin efectos secundarios o atrofias intestinales posteriores.

Cola de caballo

Es la planta más rica en sílice. Por este motivo, es necesaria cuando queramos remineralizar los huesos o acelerar la cicatrización de las heridas y la consolidación del callo óseo.

También se utiliza como diurético suave, depurativo y para mejorar las inflamaciones de la vesícula.

Consuelda

Es rica en alantoína, colina, mucílagos, taninos e inulina. Aplicada externamente, es la planta que resuelve las roturas óseas, los desgastes de cartílagos y meniscos, y evita la formación de adherencias postoperatorias.

Su nombre de «arregla-huesos» no es casual, ya que fue la planta más utilizada en las guerras de épocas pasadas.

Diente de león

Contiene carotenos, inulina, flavonoides, colina, saponinas, sílice, vitaminas, enzimas, ácidos grasos y minerales. Toda esta riqueza hace que sea una planta muy nutritiva, de la que se puede utilizar incluso su raíz. Con esta última se prepara un sustituto del café en muchos lugares del mundo.

Es una planta salvaje que crece por los prados del mundo entero y que puede ser consumida directamente en ensalada, y mediante ella logra sobrevivir en lugares inhóspitos. En las misiones de supervivencia debe constituir la base de la alimentación. También es útil para curar afecciones hepático-biliares, mejorar la diabetes y estimular la función renal.

Eleuterococo

Pertenece a la misma familia que el ginseng y es una

planta extraordinaria para corregir el cansancio, el estrés, la falta de atención o la fatiga muscular. También sabemos que mejora las depresiones, la impotencia, la circulación, las defensas orgánicas, la formación de hemoglobina y los órganos de la visión y el oído. Estimula el crecimiento, combate el cáncer, mejora la próstata y protege contra los excesos de alcohol. En el ámbito deportivo lo más importante es su marcada acción antifatiga y su efecto sobre el ácido láctico, evitando la formación de agujetas.

Equinácea

Esta extraordinaria planta debiera ser el sustituto ideal de los antibióticos, a quienes supera con creces en la resolución de las infecciones.

Es activa contra bacterias, virus, toxinas u hongos, reforzando, además, el sistema inmunitario, con lo que se previenen las recaídas. Su uso prolongado no provoca resistencia bacteriana y se puede utilizar como preventivo en los meses invernales.

Es analgésica sin producir sueño, antiinflamatoria sin disminuir la capacidad regeneradora de los tejidos, cicatrizante, estimulante suave y anticancerosa en los primeros estados de la enfermedad.

Espino blanco

Extraordinaria hierba por su acción sobre el corazón. Contiene flavonoides, manganeso, derivados terpénicos, ácido cafeico y taninos.

Corrige las arritmias (alteraciones del pulso), los desarreglos de la tensión, la tensión arterial descompensada, los soplos cardíacos, las palpitaciones y la taquicardia. Está muy indicada en el soplo cardiaco del deportista, en los vértigos y para fortalecer y proteger el corazón del deportista, normalmente hipertrofiado por los esfuerzos repetidos.

Ginkgo Biloba

Árbol de origen chino, cuyas hojas poseen interesantes efectos sobre la circulación. Es rico en flavonoides, quercetina y aceites esenciales. Tiene un interesante y potente efecto sobre la pared venosa y los pequeños capilares sanguíneos.

Para el deportista le será de utilidad para aliviar el síndrome de las piernas pesadas, la congestión sanguínea de las extremidades, la propensión a los hematomas y para mejorar la circulación cerebral.

Ginseng

El ginseng es, junto a la jalea real, el producto estrella de la alimentación natural y por supuesto los dos son los más criticados por la medicina química. A pesar de esto, su consumo a escala mundial se ha triplicado en los cinco últimos años y la curva ascendente sigue su marcha, habiendo desbancado a cualquier otro energizante conocido.

Tal aceptación no es casual, ya que tenemos ante nosotros un extraordinario suplemento alimentario, el cual era ya ampliamente utilizado hace tres mil años. Veremos dentro de cien anos cuántos de los productos químicos actuales se siguen utilizando. Aunque existen diferentes tipos de ginseng, parece ser que la variedad conocida como «roja» es la más activa y se denomina así a la planta que ha permanecido por lo menos seis años sin recolectarse.

Se sabe que es rico en unos compuestos llamados ginsenósidos y en función de ellos se le valora su eficacia. No obstante, y como cualquier otro producto natural, la eficacia está en la unión de sus componentes y no en uno solo en especial. Los ginsenósidos presentes tienen diversas acciones cada uno y se atribuye a la panacena una acción tranquilizante, a la panacina el efecto tónico muscular y al panquilón su efecto regulador endocrino. También contiene vitaminas del grupo B, minerales y oligoelementos, enzimas para digerir el almidón y las proteínas, flavonoides, fitosteroles, aceites volátiles y derivados estrogénicos. Como podemos ver, una planta compuesta de numerosos y complejos elementos.

Los estudics sobre el ginseng ya son numerosos y su eficacia perfectamente probada. Sabemos que mejora la homeostasis, o sea, la capacidad de adaptarse a las circunstancias adversas; corrige la fatiga y prolonga la vida, estimula el sistema nervioso central y corrige los estados depresivos, mejora la insuficiencia cardiaca, baja la tensión arterial alta y sube la baja, reduce el almacenamiento del colesterol, aumenta la cantidad de glóbulos rojos, baja los niveles excesivos de azúcar en sangre, tiene una positiva acción anticancerosa haciendo la fase terminal más placentera y rejuvenece el aspecto exterior de la persona.

Con respecto al deporte, unas pruebas recientes efectuadas en la Universidad de Turín, han dado resultados altamente satisfactorios. La duración del esfuerzo se ha podido prolongar en algunos sujetos hasta un 64 por 100 y los valores de Vo2 y VCo2 aumentaron igualmente. También disminuyeron las concentraciones de ácido láctico en los músculos y, a diferencia de la cafeína y los estimulantes químicos, el efecto euforizante no influye en la fase de reposo, la cual se desarrolla con normalidad.

También se han comprobado aumentos en la coordinación motora y nerviosa en los ejercicios complicados y un retraso en la aparición de la fase anaerobia en los ejercicios prolongados. Todo ello sin variaciones en el ritmo cardiaco, ni el pulso de oxígeno, notándose solamente un descenso de la presión arterial en aquellos deportistas que la tenían alta. Después de tres semanas de consumir suplementos de ginseng, el rendimiento cardiaco era mucho mejor, lo mismo que el aprovechamiento de la glucosa disponible.

Igualmente se han comprobado efectos similares en los producidos por las endorfinas que segrega nuestro organismo, ya que hay una mejor tolerancia psíquica a la fatiga y mejor predisposición a practicar el deporte, así como menos quejas cuando aparece el dolor. En fases precompetitivas se pueden tomar hasta tres gramos de ginseng repartidos a lo largo del día, no debiéndose superar la dosis de un gramo diario en tratamientos de larga duración.

GUARANÁ

La goma o pasta de guaraná se obtiene de las semillas, desprovistas de tegumento y habitualmente tostadas y pulverizadas.

Contiene cafeína, teobromina, taninos, saponósidos, aceite esencial, derivados alquilfenoles, estragol y anetol.

Se emplea como estimulante del sistema nervioso central por su contenido en cafeína, la cual se une a los receptores cerebrales adenosínicos, aumentando el estado de vigilia, y tiene un efecto ergogénico (**aumenta la capacidad de realizar esfuerzo físico**).

Produce estimulación cardiaca, vasodilatación periférica y vasoconstricción a nivel craneal, por lo que se ha sugerido su empleo como antimigrañoso. Estimula la musculatura esquelética y el centro de la respiración. Además, aumenta la secreción ácida gástrica y la diuresis.

Por todo ello, el guaraná mejora el estado físico, la memoria, es hipoglucémico, antioxidante y antiagregante plaquetario.

Frecuentemente se asocia a otras drogas como coadyuvante en regímenes de adelgazamiento.

Utilizada ampliamente por los indios maués de la región del Amazonas, el guaraná es una planta cuyo fruto tiene propiedades muy interesantes.

Contiene esencialmente cafeína, calcio, fósforo, potasio, magnesio y taninos.

Sus efectos energizantes son muy intensos desde los primeros minutos, siendo equiparables al café en cuanto a rapidez de acción. Posee propiedades como desinfectante gástrico, ayuda a que desaparezcan los gases intestinales, mejora la arteriosclerosis y la memoria, restaura energías perdidas, evita el envejecimiento prematuro y tiene efecto afrodisíaco. Es un estimulante ideal para ser tomado por las mañanas o media hora antes de la prueba deportiva. Su efecto es concluyente y muy adecuado para competiciones tipo artes marciales, boxeo, esprint, salto de vallas, etc. Solamente puede estar desaconsejado en deportes en los cuales la serenidad y el buen pulso sean esencial, como es el caso del golf.

HARPAGOFITO

Esta raíz contiene harpagósidos, procumbina, fitosteroles, ácidos grasos y flavonoides.

Aunque su principal acción es la de antiinflamatorio, también se le han comprobado buenos efectos en el lumbago, ciática, gota, cálculos renales, reguladora de la tensión,

acción antitóxica, acción antienvejecimiento, ligero afrodisíaco y mejora de las funciones digestivas.

Esta es una planta que no puede faltar en ningún botiquín deportivo, ya que es el mejor antiinflamatorio natural conocido. Resuelve rápidamente las lesiones, los desgastes articulares, los traumatismos y cualquier inflamación. Todo ello sin afectar para nada al estómago. También es de gran utilidad para aumentar la elasticidad de tendones y ligamentos.

HIPERICÓN

Hierba que posee un colorante muy fuerte llamado hipericina, además de colina, flavonas, rutina y quercetina.

Internamente es un buen remedio para mejorar las depresiones, el insomnio, las varices y hemorroides, las menstruaciones dolorosas y las malas digestiones.

Externamente, y mezclado con aceites de almendras dulces, es el vehículo idóneo para los masajes, sobre todo cuando existen moratones, quemaduras, úlceras o llagas. Este mismo aceite aliviará rápidamente las torceduras y las contusiones.

MACA (*Lepidium Peruvianum*)

La Maca es un tubérculo del cual se emplea la raíz para la elaboración de un tónico muscular y sexual. Actúa como energizante al mejorar todas las funciones del organismo, permitiendo un mejor aprovechamiento de la glucosa, tanto cerebral como físicamente. En los deportistas parece que posee efectos para **reducir la fatiga y aumentar la masa muscular**. Los pobladores andinos desde la antigüedad la utilizaban para mejorar sus capacidades físicas y mentales.

Contenido:
La raíz de la maca es una excelente fuente de vitaminas y minerales y los análisis indican que contiene: proteínas, aminoácidos esenciales, carbohidratos (fructosa y glucosa), fibras; vitaminas: (B1, B2, B6, B12, ácido ascórbico, caroteno); minerales: hierro, calcio (superior a cualquier otra planta), fósforo, potasio, sodio. La composición química elemental aproximada del cuerpo humano es similar a la composición química de la maca, por lo que puede ser considerada una planta adaptogénica por sus efectos selectivos según las necesidades del organismo.

Propiedades:
La maca se emplea como un alimento tanto fresco como seco. Para el primer propósito, se emplean las raíces frescas tanto crudas como cocidas. Las raíces secas son preparadas mediante la limpieza previa en agua y su posterior desecado al sol, generalmente en piezas de tela. Después se almacenan en bolsas, pudiendo llegar a mantener un buen estado durante años, siendo un detalle comprobado que tras su segundo año su sabor se deteriora considerablemente.
La maca posee algunas propiedades medicinales, siendo una de las más popularles la capacidad que posee de mejora la fertilidad, como afrodisiaco y para aumentar la espermatogénesis.

También se le atribuye propiedades benéficas para el sistema nervioso en especial la memoria. Actualmente es utilizado ampliamente por su papel como **energizante.**

MENTA

Qué mejor refresco que un vaso con jugo de menta o qué mejor aperitivo que una infusión de menta. Contra la costumbre de beber en los bares café, té o incluso una manzanilla, las infusiones calientes o frías de menta entonan al organismo, estimulan ligeramente los sentidos, mejoran las funciones digestivas, corrigen las neurosis y ayudan a combatir los mareos de barco o avión.

Aplicada localmente, calma las picaduras de insectos y corrige el mal aliento.

ROMERO

Planta muy popular que contiene flavonoides, ácido romarínico, eucaliptol, alcanfor, saponinas y sitosterina.

Puede constituir un sustituto del ginseng, aunque su efecto es bastante menos potente. Por el contrario, su uso no produce excitación ni quita el sueño.

Mejora las funciones hepático-biliares, estimula la memoria y la inteligencia, corrige los dolores de cabeza, baja la fiebre, mitiga la gripe y alivia los dolores reumáticos.

Mezclado con la menta, es una alternativa al café o al ginseng.

SALVIA

Sus hojas contienen tuyona, linalol, alcanfor, principios amargos y sustancias estrogénicas.

Popularmente se utiliza para corregir problemas de la menopausia, disminuir la actividad tiroidea, aliviar las bronquitis, el asma y las menstruaciones dolorosas.

Para el deportista tiene una interesante acción que mitiga

el sudor excesivo sin efectos secundarios. También le ayudará en el cansancio crónico. La acción contra el sudor puede ser general o en forma local, frotándose hojas de salvia en las manos o la frente, por ejemplo.

TRÍBULUS

Tribulus en latín significa *espinoso*, comúnmente conocido como enredadera espinosa o fruto del abrojo. Este adaptógeno, originario de Bulgaria, ha sido utilizado durante siglos en Europa para el tratamiento de la infertilidad e impotencia y como estimulante muscular, tanto en hombres como mujeres. Además, ha resultado beneficioso en el tratamiento de la cardiopatía isquémica.

Contenido:
Contiene principios activos importantes tales como fitoesteroides, flavonoides, alcaloides y glucósidos, saponinas esteroidales del tipo furostanol con una cantidad predominante de protodioscina (no menos del 45%) que parece ser la que produce los efectos clínicos relacionados al ámbito sexual y muscular. Estos componentes activos ejercen un efecto estimulante sobre el sistema inmunológico, sexual y reproductivo, con **aumento del desarrollo de la musculatura**, vigor y resistencia.

Funciones:
Aumenta los niveles de DHEA por la presencia de protodioscina, la cual es convertida por las glándulas suprarrenales en la hormona dehidroepiandrosterona (DHEA), que constituye la materia prima para la fabricación de testosterona y estrógenos, así como de otras hormonas.
La producción de DHEA comienza a declinar a medida que se envejece. Al llegar a los 60 años, el organismo sólo logra producir un 5 a 15% de las cantidades normales, lo que contribuye al proceso de envejecimiento y al deterioro de las funciones sexuales y el bajo rendimiento muscular. El tríbulus eleva los niveles séricos de testosterona en más del 40%,

promoviendo la síntesis proteica y el equilibrio nitrogenado positivo, lo que constituye una ventaja para los atletas, ya que logra un mayor crecimiento de las células musculares y **el aumento de la fuerza muscular**, así como una recuperación más rápida del estrés muscular.

Otras ventajas adicionales son el aumento de la confianza en sí mismo, mejor actitud hacia los ejercicios y en general contribuye a una mejor disposición de ánimo. Por estos motivos el *Tribulus terrestris* se ha convertido en el suplemento herbario favorito de destacados levantadores de pesas y físico-culturistas profesionales.

En las mujeres aumenta significativamente los niveles de estradiol, la hormona luteinizante (LH) y la hormona folículo-estimulante (FSH).

Mejora la perfusión miocárdica y disminuye los niveles séricos de colesterol, mejorando su metabolismo a nivel hepático. Este efecto, sumado a la mejoría en la perfusión miocárdica, explica sus beneficios en el tratamiento del angor pectoris

EXAMEN DE AUTOEVALUACIÓN

1. ¿Cuáles son los riesgos de un régimen hipocalórico?
2. Causas para que se declare una atrofia muscular
3. Enumera algunos hidratos de carbono
4. ¿Cuáles son los aminoácidos más importantes para el desarrollo muscular?
5. ¿Cuál es la víscera más importante para el metabolismo del colesterol?
6. ¿Qué tipo de alimentos engordan más?
7. ¿Cuáles son los dos pilares para el adelgazamiento?
8. Explica cómo debes ser una dieta adecuada para deportistas
9. ¿Qué minerales consideras más importantes para el deportista?
10. Una bebida saludable y otra perjudicial
11. Un alimento vegetal de especial interés
12. Utilidad de los pescados azules
13. Efectos beneficiosos y perjudiciales de la carne
14. Nombra algunos productos naturales para el deportista
15. ¿Para qué sirve el harpagofito?

OTROS LIBROS DE INTERÉS

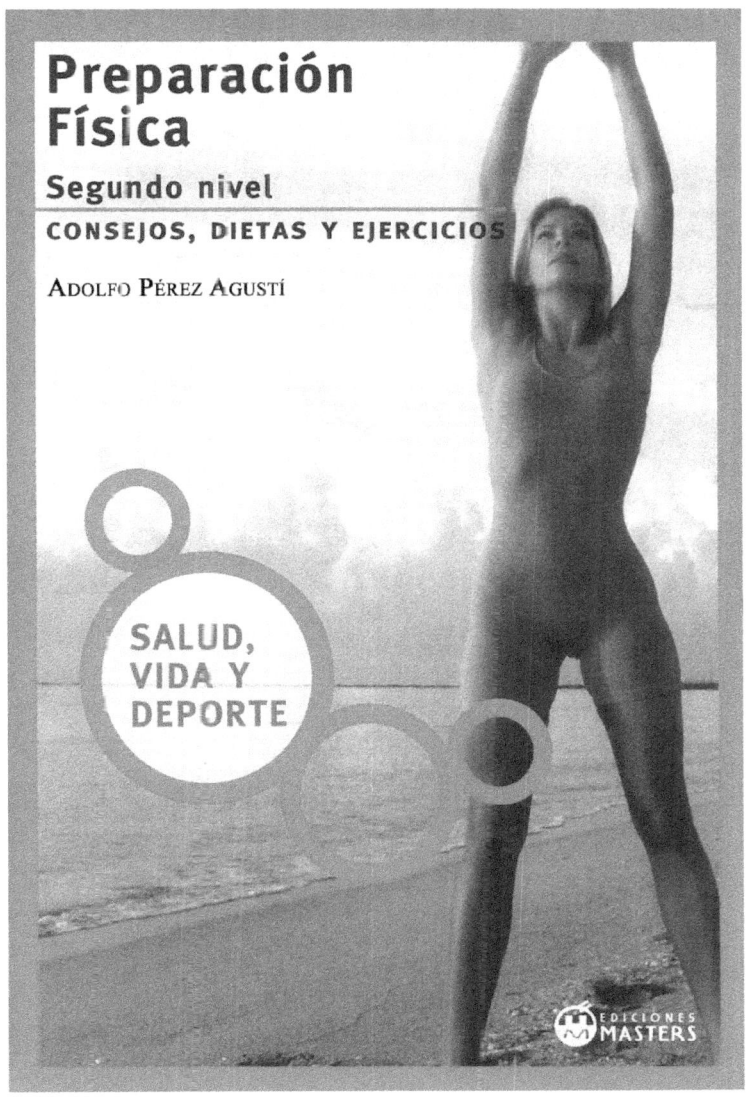

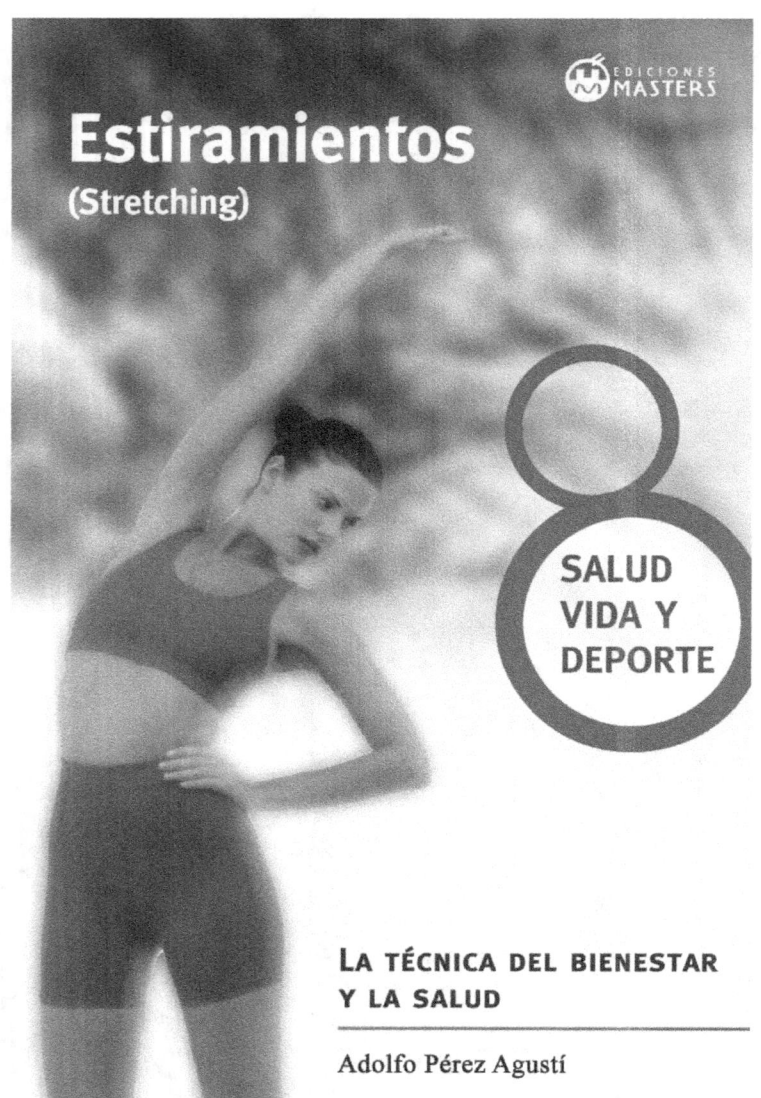

Estiramientos
(Stretching)

8

SALUD VIDA Y DEPORTE

LA TÉCNICA DEL BIENESTAR
Y LA SALUD

Adolfo Pérez Agustí

EDICIONES MASTERS

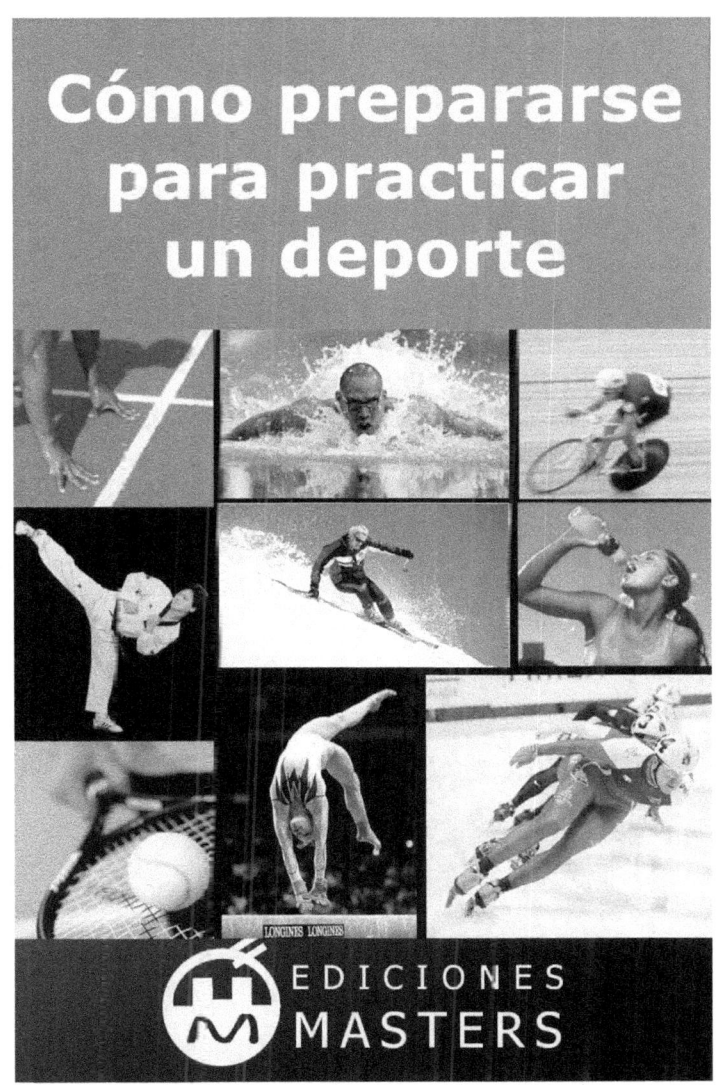

Cómo prepararse para practicar un deporte

EDICIONES MASTERS

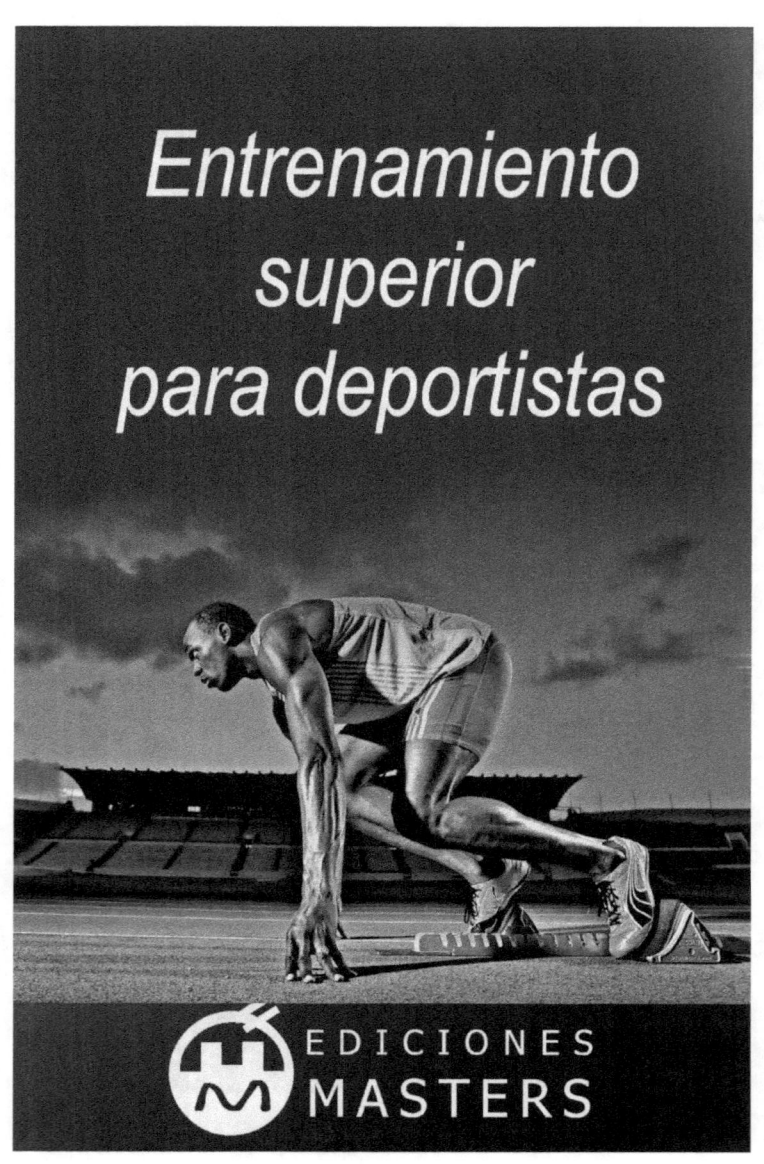

Entrenamiento superior para deportistas

EDICIONES MASTERS

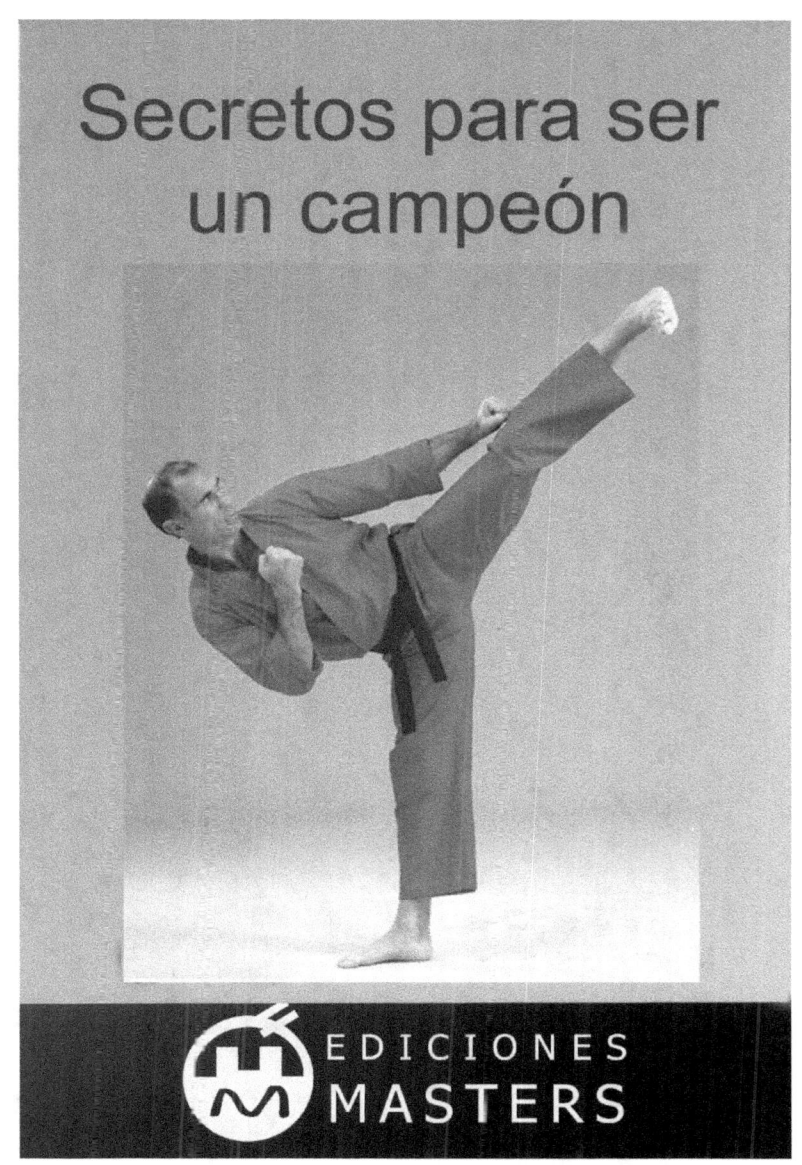

Secretos para ser un campeón

EDICIONES MASTERS

CINTURÓN NEGRO

en Artes Marciales

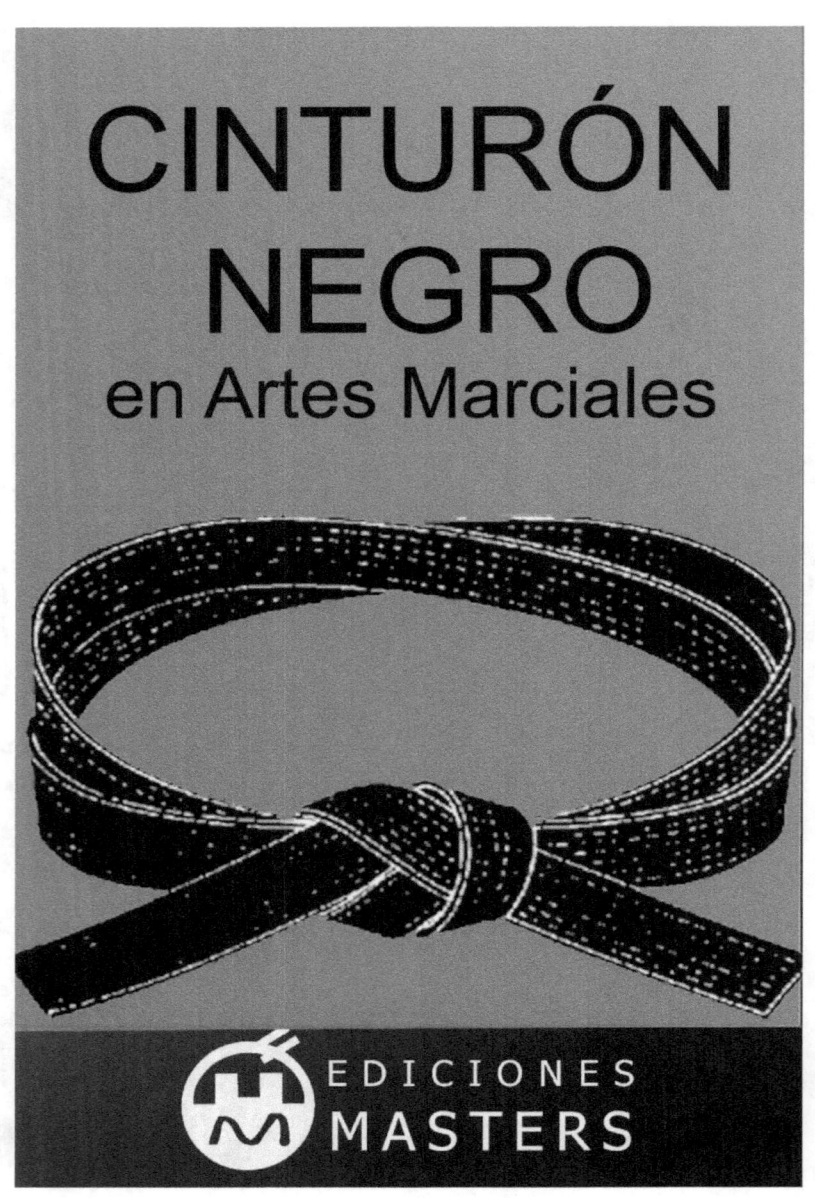

EDICIONES
MASTERS

www.ingramcontent.com/pod-product-compliance
Lightning Source LLC
Chambersburg PA
CBHW071003220526
45468CB00011B/137